109

Td 17.
6

T. ~~3024.~~
~~I. 4.~~

ESSAI
SUR LE GAZ ANIMAL

CONSIDÉRÉ DANS LES MALADIES,

OU

RENOUVELLEMENT DE LA DOCTRINE

DE GALIEN,

CONCERNANT L'ESPRIT FLATUEUX.

OUVRAGE posthume de M. B. VIDAL, Docteur en médecine de l'ancienne Université de Montpellier, aggrégé au ci-devant Collège des Médecins de Marseille, Membre de l'Académie des Belles-Lettres, Sciences et Arts, et de la Société de Médecine de cette ville, Correspondant de l'Académie de Turin et de la Société de Médecine de Paris; publié par les soins de M. ACHARD, Bibliothécaire de Marseille, Secrétaire-Perpétuel de l'Académie de cette ville et Associé Correspondant de l'Académie Impériale de Turin.

Ce n'est pas notre faute si nous semblons revenir sur nos pas pour redire les mêmes choses. L'esprit humain a des tems de sommeil; et lorsqu'il se réveille il perd la mémoire du passé, il refait le même chemin comme nouveau, il croit inventer lorsqu'il retrouve.

Bailly, Histoire de l'Astronomie.

A MARSEILLLE,

De l'Imprimerie de Jh. ACHARD Fils et Compagnie.

1807.

A Messieurs de l'Académie Impériale de Turin;

MESSIEURS ET TRÈS-ILLUSTRES CONFRÈRES,

En publiant un Ouvrage dû aux veilles d'un de mes confrères, qui les employa souvent pour la gloire de votre Académie, j'ai cru devoir vous en offrir le premier hommage. Je suis, à cet égard, les vœux de sa sensibilité, et je ne fais, sans doute, qu'interpréter ses sentimens.

Votre suffrage, Messieurs, ne peut que donner plus d'importance à un ouvrage, qui, quoique écrit sans prétention, me paraît devoir faire époque dans les annales de l'art.

Je suis, Messieurs, avec l'expression de la plus respectueuse reconnaissance,

Votre très-humble et très-obéissant Serviteur.

ACHARD,

Secrétaire-Perpétuel de l'Académie et Bibliothécaire de la ville de Marseille.

INTRODUCTION.

On reprochait, il y a quelque tems, à la médecine d'être demeurée *stationnaire* au milieu des rapides progrès des autres sciences. On vante aujourd'hui les connaissances nombreuses dont elle s'est enrichie depuis quelques années. Je souscris bien volontiers à cet éloge; mais je soutiens qu'elle a rejeté mal à propos des vérités connues des anciens, et qu'elle est *retrograde* à certains égards : j'en offre un exemple frappant dans cet écrit.

L'action d'un fluide aëriforme, que j'appèle *air*, ou *gaz animal*, sur les parties, tant solides que liquides du corps humain, était généralement admise par les philosophes (1) et les médecins de · l'antiquité. Hippocrate regardait l'*esprit* ou soufle, qu'il ne distinguait pas de l'air atmosphérique, comme le principe de la vie et de la santé, et en même tems comme la cause efficiente des maladies; et quand même on voudrait rayer du catalogue de ses ouvrages, les livres *de flatibus* et *de morbo sacro*, où ces dogmes

---

(1) Démocrite, Platon, Aristote, Théophraste, etc. voyez surtout le Timée de Platon.

sont principalement exposés, livres reconnus légitimes par Erotien, Galien, Foës et la plupart des commentateurs, il est certain qu'on trouve des notions semblables dans d'autres livres dont l'authenticité n'est pas contestée, et qu'elles sont une des bases de la doctrine hippocratique.

Les pneumatiques renchérirent encore sur cette théorie en la rendant exclusive ; ils prétendaient que les artères ne contiennent que de l'air et point de sang. Galien, qui combattit avec succès leurs erreurs, fait partout jouer à l'air un grand rôle, soit dans l'état de santé, soit dans celui de maladie. Il établit que l'air de l'atmosphère pénètre dans nos corps par la triple voie du chyle, des poumons et de la peau : il le fait entrer, comme élément, dans la formation du fluide nerveux, et dans celle d'un *esprit vaporeux* (*atmôdes è pneuma*), qui doit s'exhaler par la transpiration, et qui étant retenu dans le corps, devient *esprit flatueux* (*pneuma phusodes*), et cause des douleurs, des crampes, des tintemens d'oreille, des vertiges, des palpitations, des convulsions et divers autres symptômes dans la plupart des maladies (2). Et qu'on n'objecte pas que les anciens donnaient indifféremment les

---

(2) Voyez *de usu partium*, *de locis affectis*, *de methodo medendi*, etc.

noms d'*air*, de *soufle* et d'*esprit* aux corpuscules qui se dérobent aux yeux. Divers passages de cet auteur prouvent qu'il distinguait fort bien l'air proprement dit, d'avec les fluides plus subtils.

Les méthodistes, si opposés d'ailleurs à Galien, parlent aussi dans leurs écrits de l'*esprit flatueux.* Enfin, dogmatiques, empyriques, ecclectiques, tous les médecins anciens n'ont eu, à cet égard, qu'une même manière de penser (3).

Le galénisme devint la secte dominante, et le fut encore longtems après la renaissance des lettres (4). Les découvertes de Sanctorius ne changèrent rien à la doctrine relative à l'*esprit flatueux*, et servirent même à la confirmer (5). Mais Galien trouva bientôt deux adversaires redoutables dans Paracelse et Vanhelmont. Celui-ci, grand admirateur d'Hippocrate, admet, comme lui, l'existence d'un fluide expansif dans le sang et dans les humeurs; mais il soutient que ce fluide n'a rien de commun avec l'air que nous

(3) Voyez Alexandre de Tralles, Cœlius Aurelian, Celse, Ætius, Paul d'Égine, Oribaze, etc.

(4) Voyez Duret, Houlier, Baillon, Fernel, Martion. Valesius, Mercurialis, Fracastor, etc.

(5) *Flatres nihil aliud est quam rude quodquam perspirabile,* medic. stat. aphor. 214. *A diminutâ perspiratione flatus et palpitatio,* Ibid. Aphor. 454, etc.

I *

respirons : il l'appèle *gaz*, car c'est d'après lui
que les chimistes modernes ont donné ce nom
aux fluides aëriformes. Le *gaz*, dit-il, doit son
origine à l'eau, combinée avec le *blas* ou principe de la chaleur. Il en suppose jusqu'à sept
sortes dans le corps humain ; il veut même
que son *archée*, ou principe vital, soit une
substance gazeuse, et c'est pourquoi, selon lui,
les autres gaz l'affectent si aisément et si fortement.

La république médicale se divisa en galénistes
et en helmontistes. Gonthier d'Andernac, Sennert
et d'autres entreprirent de les concilier. L'*esprit
vaporeux* et l'*esprit flatueux* furent formellement
admis par ces nouveaux ecclectiques.

La découverte de la circulation du sang acheva
de renverser le galénisme. On se persuada généralement que les anciens, ayant ignoré cette
vérité *fondamentale*, n'avaient rien pu savoir,
et qu'il ne s'agissait de rien moins que de
reconstruire à neuf tout l'édifice de la médecine.
La plupart de leurs dogmes furent rejetés ; mais
celui du fluide expansif subit seulement quelques
modifications.

On commençait alors d'avoir des notions
exactes sur la nature de l'air : sa pesanteur et
son ressort furent prouvés par des expériences
décisives. Boyle se distingua dans cette carrière ;

il. travailla le premier sur l'*air factice*, et reconnut que les humeurs animales contenaient plus d'air, ou un air plus développé, que l'eau et les autres liqueurs : vérité dont on trouve le germe dans Hippocrate (6), et qui depuis a été mise dans un plus grand jour par Desaguliers, S'gravesande, Musschenbroeck, Diebold, Senguerd, etc.

Harvée avait nié le passage de l'air respiré dans le sang. Il reconnaît toutefois que le sang et les humeurs écument et bouillonnent comme le lait et le miel exposés au feu ; mais il prétend que ce mouvement est dû aux esprits animaux et non à l'air. Cependant la plupart des médecins du dix-septième siècle continuèrent d'admettre l'intromission de l'air par le poumon, et son existence dans le sang avec une partie de son ressort (7). Fr. Hoffmann le regarda même comme la cause principale du mouvement des solides et des fluides, comme le véritable *impetum faciens*, (*anormoun*) d'Hippocrate (8).

Boerhaave le premier attaqua le dogme du

---

(6) Après avoir fait l'énumération des parties, tant solides que liquides du corps humain, il ajoute : *quorum nihil est quod non aliquantùm spumosum sit*. Foes. pag. 6.

(7) Voyez Lower, Mayou, Thruston, Cole, Needham, Borelli, Bellini, Perrault, Mery, Littre, Fanton, Keill, Willis, Vieussens, etc.

(8) *Philosoph. corp. human.* Lib. II, sect. III, cap. III.

fluide expansif, qui, jusqu'à lui, avait été si universellement admis sous différentes dominations. Il enseigna que nos humeurs ne peuvent contenir l'air que dans un état passif, privé de tout ressort, divisé en molécules solitaires, tout-à-fait incapable d'agir comme air, et que c'est seulement dans des circonstances incompatibles avec la vie, que ces molécules peuvent se réunir et former un fluide élastique. Ainsi les grands effets attribués par les anciens à l'air animal, furent, non seulement méconnus, mais niés positivement et regardés comme impossibles.

Malgré l'autorité, si imposante alors du professeur de Leyde, ces principes nouveaux ne s'établirent pas sans de vives et nombreuses réclamations. Hales, dont les découvertes fesaient tant de bruit dans ce même tems, soutenait que l'air peut tour-à-tour se fixer dans les corps et s'en dégager; il pensait qu'il pénètre dans les plantes et les animaux par la sève ou le chyle, par les feuilles ou les poumons, et par l'écorce ou la peau; qu'il ne s'y fixe qu'en partie; qu'une portion considérable fait un effort continuel pour se développer, et que cet effort est ce qui entretient le mouvement et l'activité de la sève et du sang. Morgagni pensait qu'un air élastique surabonde dans nos humeurs, lorsque les voies par lesquelles il y pénètre demeurant

libres, celles qui lui donnent passage au dehors
viennent à être obstruées. Artbuthnot, Hamberger,
Sauvages, Berthier, etc. établissaient l'activité de
l'air animal sur des preuves difficiles à ébranler.
Mais Haller s'étant fort peu écarté à cet égard
de la doctrine de Boerhaave, l'ascendant de ce
grand physiologiste l'avait rendue dominante dans
les écoles, et notamment dans la célèbre université de Montpellier, lorsque j'y fesais mon
cours d'études peu après le milieu du dernier
siècle.

Quand je commençai de me livrer à la pratique
de l'art de guérir, j'étais très-éloigné de penser
que l'air animal pût avoir une influence quelconque
sur les phénomènes de la santé ou des maladies.
Trop prévenu pour bien voir, j'entendais en vain
les malades parler de *vents retenus sous la
peau* par l'impression du froid ou de l'humidité,
*roulant entre les tégumens et les chairs, se
portant brusquement et irrégulièrement d'une
partie à l'autre, refoulés dans l'intérieur*, etc.
Persuadé qu'il ne pouvait y avoir de l'air élastique ailleurs que dans l'estomac et les intestins,
je regardais ces sensations comme des chimères.
Des faits tranchans ne me firent naître des doutes
qu'après plus de douze ans. Bordeu m'avait appris
que les malades parlaient d'une manière plus
vraie que les médecins, relativement aux fonctions

du tissu cellulaire ; je soupçonnai qu'il pouvait
bien en être de même par rapport à l'air animal.
Je résolus enfin de prêter un peu plus d'attention
à des phénomènes qui m'avaient étonné sans
m'instruire, et de les confronter avec les nouvelles
découvertes sur les *gaz*, qui datent à peu près
de cette époque. Mais il fallait une longue suite
de faits pour achever de vaincre mes préjugés.

Le catarrhe épidémique qui parcourut l'Europe
en 1775 et 76, m'en offrit un grand nombre
qui ne me permirent plus de douter de l'existence
d'un fluide aëriforme retenu sous les tégumens,
refoulé dans l'intérieur et fesant irruption sur
divers organes. Je crus avoir fait une découverte;
mais une lecture plus attentive des anciens, où
je laissais auparavant de côté tout ce qui concernait
l'*esprit vaporeux* et l'*esprit flatueux*, je sautais
vingt feuillets pour en trouver la fin, me fit
connaître que ma prétendue découverte était nulle,
et se réduisait au renouvellement de la doctrine
de Galien, que je trouvai parfaitement d'accord
avec les idées populaires. Le peu de conformité
de ces idées anciennes avec les théories modernes,
me tint en garde contre l'illusion; je redoublai
d'attention à observer; ne pouvant enfin recuser
le témoignage toujours uniforme de mes sens,
j'eus besoin de revoir des phénomènes semblables
dans d'autres maladies et pendant longtems, pour

me croire en droit de généraliser les inductions qu'ils me fournissaient, pour m'affermir dans une opinion née dans mon esprit, pour ainsi dire, à mon inscu et comme malgré moi. L'observation me fit connaître ensuite qu'ils ont pareillement lieu dans les hémorrhagies, les maladies nerveuses, l'asthme, les rhumatismes, les hydropisies, les flux de ventre, les fièvres, etc. etc. et je m'assurai :

1°. Que, dans l'état de santé, un fluide aëriforme, ou du moins une substance prête à le devenir, s'exhale par la transpiration insensible.

2°. Que, dans une infinité de cas, cette substance interceptée agit comme fluide expansif, et donne lieu à divers effets morbifiques.

3°. Que ce fluide entraîne souvent avec lui du sang ou d'autres humeurs.

4°. Qu'il peut se porter sur diverses parties, et passer de l'une à l'autre, mais qu'il se dirige de préférence vers le tube alimentaire.

5°. Qu'indépendamment du gaz de la transpiration, il se dégage quelquefois immédiatement du sang, ou de diverses humeurs, un autre fluide aëriforme.

Il s'en faut de beaucoup que je sois parvenu d'abord à ces cinq résultats; ce n'a été au contraire que bien lentement, et après avoir

2

comparé laborieusement un grand nombre de faits dont j'avais été le témoin, et une multitude d'autres que je ne cessais de recueillir dans les auteurs de tous les siècles et de toutes les sectes. Ils forment, dans les écrits des anciens, un corps de doctrine à peu près semblable à celui que je présente ici : ils sont isolés chez les modernes et semblent ne tenir à rien ; c'est là précisément ce qui me les rend précieux. Ils ont d'autant plus de poids, qu'ils n'ont point servi à étayer un système, ou même qu'ils contrariaient celui de l'auteur.

Pendant ce tems, la chimie marchait à grands pas vers sa perfection. La découverte des divers gaz, que Hales croyait identiques, et désignait par le nom commun d'*air fixe*, et surtout celle du gaz oxigène, avait renversé la théorie de Stahl, et rendu la chimie toute pneumatique. Il fut prouvé que chaque gaz est formé d'une base particulière qui devient élastique en se combinant avec le *calorique*, et reprend sa fixité en l'abandonnant ; que l'athmosphère est principalement composée de gaz azote et de gaz oxigène ; que celui-ci est absorbé par le poumon et pénètre dans le sang, ce qui nous rapprochait de la doctrine des anciens sur la respiration.

Aucune découverte ne me parut plus favorable à leurs opinions que celle de M. de Milly.

On sait que ce physicien s'étant apperçu, dans le bain, que son corps se couvrait d'une multitude de bulles, recueillit le gaz qui les formait, et lui reconnut, avec l'illustre et malheureux Lavoisier, les propriétés du gaz acide carbonique. Il l'appèle gaz animal, et c'est de lui que j'ai emprunté cette dénomination.

L'existence du *gaz* de la transpiration, indiquée par l'anatomie comparée (9), pressentie par Macbride, soupçonnée par Priestley, ainsi établie, et depuis confirmée par Ingenhouz (10), et mise hors de doute, comme je le pensais, me parut le complément des preuves que j'avais à produire en faveur de la doctrine dont j'ai énoncé le sommaire, en appuyant sur un fait la première des cinq propositions, qui jusques là n'était qu'une conséquence de la seconde, et ne portait sur aucune expérience ou observation directe. Je n'hésitai plus alors de mettre en ordre mes pensées sur ce sujet. Ce travail donna naissance à un ouvrage portant le même

---

(9) On sait qu'un fluide aëriforme s'échappe d'une manière visible par la transpiration des chenilles, des crustacés, des testacés, etc.

(10) Il lui trouva les caractère de *l'air phlogistique* (gaz azote). M. Trousset a obtenu le même résultat. Voyez le Journal de la Société de médecine pratique de Montpellier, floréal an XI.

2 *

titre que celui-ci, que je communiquai, en 1786, à la Société royale de médecine et à l'Académie des sciences de Turin.

J'appris, peu de tems après, que la découverte de M. de Milly souffrait bien de difficultés. Si j'avais eu d'autre intérêt que celui de la vérité, c'est avec beaucoup de peine que je l'aurais vu rejetée par nos plus illustres chimistes, et notamment par le célèbre Fourcroy. Ma vénération pour ces hommes supérieurs était telle, que leur opinion me parut ruiner jusqu'aux fondemens tout l'édifice que j'avais élevé, et je n'y pensai presque plus pendant quelque tems. Mais je réfléchis ensuite que l'exhalation d'un fluide actuellement aëriforme, dans l'état de santé, ne m'était pas du tout nécessaire. Galien dit seulement qu'un *esprit vaporeux* s'échappe par la peau, dans une personne saine, et n'avance qu'il devient *flatueux*; ou tout-à-fait aëriforme, que quand la transpiration est dérangée, et cela me suffit. J'eus connaissance quelque tems après du travail de M. Jurine, sur le gaz de la transpiration. Ce savant chirurgien a aussi trouvé du gaz acide carbonique dans l'excrétion cutanée; il laisse indécis seulement s'il se forme hors du corps, par la combinaison du carbone exhalé avec le gaz oxigène de l'athmosphère, ou s'il en sort tout formé. Vers ce même tems, un homme de beaucoup d'esprit et très-éclairé, M. l'abbé de Demandolx, depuis évêque de la Rochelle et d'Amiens, après avoir lu mon premier ouvrage, me dit avoir fait sur lui-même une observation semblable à celle de M. de Milly, avec cette différence que prenant le bain le soir et dans l'obscurité, il avait remarqué que les bulles étaient phosphoriques. Je soupçonnai alors que les variations observées dans ces sortes d'expériences, pouvaient tenir à l'état de santé ou de maladie; en sorte que la transpiration d'une personne bien portante ne fournirait point de gaz, tandis que celle d'un malade en charierait plus ou moins, et peutêtre d'une espèce différente selon le genre de maladie.

Ces diverses considérations, et surtout un grand nombre d'observations cliniques nouvelles, me firent penser que la doctrine des anciens, dont je méditais la réintégration, pouvait, ou se concilier avec les expériences physiques et chimiques modernes, ou se soutenir par elle-même et n'avoir pas besoin d'appui étranger. Je repris donc courage; mais de mûres réflexions m'ayant fait juger mon premier plan défectueux, je fus contraint de refondre tout l'ouvrage, ne laissant presque subsister que l'exposé littéral des observations.

En me hasardant à le publier aujourd'hui,

j'avertis que je n'envisage pas mon sujet sous
un point de vue chimique, ni même physiolo-
gique. Des expériences ingénieuses ont fait
connaître à Spallanzani, Fontana, Moscati,
Rosa, noms illustres dans la science de l'homme,
l'existence d'un fluide expansif dans le sang.
Mais je ne crois pas qu'on se fût encore avisé,
avant moi, de traiter ce sujet pathologiquement
et d'après l'observation clinique, à moins que
nous ne remontions jusqu'à Galien et à ses
disciples (11). Au reste, je pense que c'est là
la meilleure manière de parvenir à la connaissance du gaz animal, et qu'on peut faire ici
l'application d'une remarque de Malpighi, relative
aux fonctions des organes : il est très-difficile,
dit-il, de connaître l'usage des parties par les

---

(11) Feu M. Pamard, chirurgien très-distingué d'Avignon,
avait reconnu sur lui-même, l'action de l'air animal, et sa
tendance particulière vers le canal alimentaire, d'où il propose
de l'extraire au moyen d'une pompe aspirante. Sa dissertation
fut publiée en 1791. J'ignore pourquoi M. Pamard le fils n'en
a fait aucune mention dans l'éloge historique de son père,
dont il suit si glorieusement les traces. Mais j'observe que
mon premier essai avait été communiqué dès l'année 1786 à
deux compagnies savantes, et qu'antérieurement même plusieurs
médecins avaient lu mon manuscrit, MM. Sumeire, Paris,
Chevalier, Tollon, que la mort nous a ravis; je puis encore
invoquer le témoignage respectable de M. Achard, secrétaire
perpétuel de l'Académie de Marseille.

phénomènes de la santé, parce que tout s'y passe d'une manière tranquille et peu sensible; ceux des maladies sont beaucoup plus propres à nous instruire (12). Si, comme je l'espère, je parviens à prouver l'existence et l'action du gaz animal dans les dérangemens de la santé, je laisserai aux chimistes le soin d'en déterminer la nature, d'en indiquer la source et d'en expliquer la formation.

Je divise cet essai en deux parties : dans la première j'expose quelques-unes des observations qui m'ont conduit à la connaissance du gaz animal; je parcours, dans la seconde, presque toute l'histoire des maladies, et je prouve l'existence de ce fluide dans un très-grand nombre de circonstances qu'elles présentent.

_____

(12) *Dissertatio de Liene.*

PREMIÈRE PARTIE.

OBSERVATIONS QUI M'ONT FAIT CONNAITRE L'EXISTENCE DU GAZ ANIMAL.

CHAPITRE PREMIER.

Premières Observations fournies par le Catarrhe épidémique de 1775 et 76.

CE catarrhe fut amené, au commencement de novembre, dans le midi de la France, par un vent de nord impétueux, qui causa un froid excessif, très-rare chez nous dans cette saison. Je remarquai que la transparence de l'air était un peu troublée par une sorte de brouillard, lors même que le ciel était serein.

Il y eut, en peu de jours, un nombre prodigieux de malades. La plupart eurent la fièvre pendant deux ou trois jours, et guérirent par des sueurs abondantes, quelques uns en furent quittes pour un rhume sans fièvre; chez d'autres la maladie prit la forme d'une fluxion de poitrine plus ou moins vive, du catarrhe suffoquant ou de l'apoplexie; et, entre ces extrêmes, j'observai une infinité de nuances, comme il arrive dans toutes les maladies épidémiques, à raison des divers degrés de susceptibilité.

Presque tous les malades se plaignaient de douleurs tensives ou lancinantes, à la tête, au col, à la poitrine,

au dos, aux lombes ou aux extrêmités. Ils sentaient
des soubresauts, des palpitations, des espéces d'ondulations sous les tégumens, et assuraient que des *vents*
erraient en divers sens dans ces parties. L'émission
des flatuosités par haut ou par bas, ne manquait guéres
de dissiper ces symptômes, du moins pour un tems.
Je vis encore plusieurs fois la difficulté de respirer,
avec palpitation de cœur et intermittence du pouls,
phénoménes qu'on sait être produits par l'injection
de l'air dans les veines des animaux; après avoir paru
tout-à-coup et inopinément, ils cessaient de même
par l'émission des vents. Ces faits réveillèrent mes
soupçons relativement à l'air animal; mais ils n'ont
rien de concluant, puisqu'on peut à toute force les
expliquer par des flatuosités retenues dans l'estomac
ou le colon, et la pression mécanique du diaphragme,
par la sympathie de l'estomac avec les autres organes,
et par la communication du nerf de la huitième paire
avec l'intercostal et les vertébraux. Mais des faits plus
décisifs me firent naître d'autres idées.

J'observai, chez plusieurs malades, que les tégumens
dans une étendue plus ou moins grande, étaient
tendus, tuméfiés, sans altération de leur couleur
naturelle, cédant à la pression et se rétablissant dès
qu'elle cessait. Ces pneumatoses disparaissaient quelquefois subitement, ce qui était ordinairement suivi
du gonflement non moins subit du bas ventre, de
borborygmes et d'une grande émission de vents ou
de déjections très-écumeuses. Ces indices de la présence
d'un fluide aëriforme dans des parties éloignées du
tube alimentaire, ne m'auraient peutêtre pas satisfait
encore; mais il fallut bien céder à la preuve que
m'offrit le cas suivant.

Première Observation.

Le fils de M. Joseph Vidal, mon parent, jeune homme âgé d'environ 20 ans, assez robuste, fut attaqué du catarrhe épidémique le 15 novembre. Une toux très-forte, avec un peu de fièvre et douleurs vagues, ne purent le retenir dans la maison. Le soir du 19, il rentra chez lui dans un état allarmant. Appelé aussitôt, je le trouvai ayant les yeux fermés, entendant à peine et ne pouvant presque parler; il se plaignait d'un violent mal de tête, et de douleurs lancinantes aux extrémités, qui le fesaient tressaillir vivement. Je m'apperçus que les tégumens du col, du thorax, des bras, des cuisses étaient enflés, avec une crépitation bien distincte dans quelques endroits. C'était une pneumatose beaucoup plus marquée que celles dont j'ai parlé, et dans quelques points un vrai emphysème. Le bas ventre était enflé, mais peu douloureux; le pouls un peu dur, inégal et intermittent; et la respiration difficile. J'ordonnai des fomentations sur l'abdomen, des demi-lavemens et une potion huileuse à cueillerées. Pendant toute la nuit le malade ne cessa de rendre des vents; les déjections furent modiques, mais excessivement mousseuses; les tégumens se désenflaient à proportion. Le lendemain, il n'y avait plus de trace d'emphysème ni de pneumatose, la respiration était libre, le pouls régulier, souple, assez plein et peu fréquent; une sueur abondante qui dura trois jours consécutifs, termina la maladie.

Il n'y avait pas lieu de soupçonner que l'évolution de l'air animal, par la putréfaction, eût produit ces tumeurs flatueuses. Mais avant de tirer de ces ob--servations les conséquences qui me paraissent en découler immédiatement, je dois aller au devant d'une autre difficulté que pourront m'opposer les partisans du Boerhaavisme. Ils prétendront que les tumeurs flatueuses dont j'ai parlé, étaient dues au gaz contenu dans l'estomac et les intestins, qui, par une direction absolument contraire à celle que je suppose, s'était porté dans le tissu cellulaire, et de proche en proche jusqu'aux tégumens. Ils avoueront peutêtre que la difficulté de respirer, la palpitation de cœur et l'intermittence du pouls dépendaient aussi d'un fluide aériforme introduit dans le sang; mais ils soutiendront que ce fluide avait la même origine, et avait passé du tube alimentaire dans les vaisseaux sanguins. Ils pourront se fonder sur une observation de Combalusier, auteur d'un ouvrage estimé concernant les maladies venteuses. Ce praticien distingué dit avoir vu une tympanite intestinale disparaître subitement, et le malade éprouver bientôt après les désordres dont il s'agit.

Il n'est pas impossible, en effet, que le gaz du canal alimentaire se fraye l'une ou l'autre de ces voies, lorsque la constipation est extrême, comme dans la tympanite. Mais qu'un fluide aériforme, contenu dans un large tuyau dont les extrémités sont ouvertes, se porte dans des espaces étroits, occupés par des humeurs assez consistantes, où il aurait une infinité de frottemens à essuyer et d'obstacles à vaincre, c'est ce qui répugne aux plus simples notions de physique et d'économie animale. Combien la difficulté d'un tel passage n'augmente-t-elle pas lorsque l'emphysème survient tout-à-coup, ce dont je rapporterai bientôt quelques exemples? N'y voit-on pas enfin une impossibilité absolue, lorsque les tégumens étant

3 *

contractés par le froid, et la transpiration étant
interceptée, le mouvement naturel du *centre à la
circonférence* est remplacé par le mouvement inverse
de la *circonférence au centre !*

J'espère ajouter, dans tout le cours de cet ouvrage,
tout ce qui peut manquer à cette explication, pour
convaincre les esprits les plus difficiles. En attendant,
je demande si je n'étais pas fondé à supposer, d'après
l'enflure emphysémateuse des tégumens dans une assez
grande étendue, l'existence d'une substance gazeuse,
destinée à s'exhaler par la peau, retenue par le froid
et refoulée au dedans. Je demande encore s'il n'était
pas naturel d'attribuer au même gaz, un peu moins
développé, ou contenu en moindre quantité sous la
peau, les pneumatoses observées précédemment. Je
demande enfin si l'analogie la plus pressante ne m'au-
torisait pas à penser que le fluide expansif existait
de même dans plusieurs autres cas où il n'y avait ni
emphysème ni pneumatose, mais qui offraient les divers
symptômes mentionnés, que les malades attribuaient à
des vents. La nature ne nous découvre jamais mieux
sa marche ordinaire, que dans les plus grands excès.
En physique, comme en mathématique, les cas extrêmes
nous mettent sur la voie de tous les autres. Ne voit-on
pas ici une sorte de *série décroissante* dont les sens
ne saisissent que les premiers *termes*, mais dont
l'esprit apperçoit fort bien les suivans? Ne serait-il pas
absurde de penser que l'action du gaz animal, ayant
été si sensible dans les cas d'emphysème ou de pneumatose, a été absolument nulle dans tous les autres?
Autant vaudrait nier l'existence du calorique, à moins
qu'il n'y ait chaleur intense ou combustion, ou celle
du fluide électrique, lorsqu'il n'y a ni commotion ni
étincelles.

Il n'est donc pas douteux que le gaz animal existe
encore dans un grand nombre de cas où l'on ne voit
pas d'enfiures flatueuses, et leur rareté ne saurait
m'être objectée. Je conviens que l'emphysème, causé
par le seul arrêt de la transpiration, est un phénomène
rare; car en tout genre les extrèmes le sont. On en
trouve pourtant bien des exemples dans les écrits
des observateurs. Schultz rapporte le cas d'un emphysème causé par le froid; Hevelins a vu un emphysème
subit de tout le corps occasionné par une pluie froide.
Haller, qui cite ces faits et d'autres semblables, est
obligé de convenir que l'air animal se dégage aisément
dans certaines circonstances, indépendamment de la
putréfaction (1). D'ailleurs la pneumatose, qui ne
diffère que peu de l'emphysème, est beaucoup plus
commune qu'on ne pense. Tournefort en fut attaqué,
avec difficulté de respirer, sur les montagnes d'Armenie,
par l'impression du froid de la nuit, après de fortes
chaleurs et de grandes fatigues pendant le jour.
L'armée des dix mille, dans sa fameuse retraite,
avait éprouvé le même mal sur les mêmes montagnes.
Sorbait nous apprend que la pneumatose est endémique
en Autriche. La difficulté d'expliquer ce phénomène
d'après les théories à la mode, a sans doute fait
négliger ces sortes de faits dans ces derniers tems,
et c'est un tort que j'ai eu moi-même plus d'une fois.
Malgré cela, on peut en recueillir un assez grand
nombre, même dans les ouvrages les plus modernes :
j'aurai soin d'en faire mention quand l'occasion s'en
présentera. Je me borne, pour le présent, à citer

_____

(1) *Element. physiolog.* tom. III, lib. VIII, sect. 5.

une belle observation de M. Goubier, médecin à
Beaucaire, sur une pneumatose générale, avec météorisme flatueux de l'abdomen, survenue tout-à-coup
à un homme qui, étant très-échauffé, s'était baigné
dans le Rhône (voyez le Journal de médecine, octobre
1785). J'ajoute encore ici, par anticipation, que la
pneumatose et l'emphysème préludent souvent à l'in-
filtration sereuse des tégumens, qui succède quelquefois
à la coqueluche, à la rougeole et surtout à la scarlatine.
Cette particularité remarquable n'a point échappé à
M. Seux, savant médecin de Marseille, et à M.
Dubosc, auteurs d'un très-bon ouvrage sur la scarlatine
angineuse qui avait régné à Marseille et à Vire en
Normandie. Ce dernier ne craint pas d'appeler gazo-
séreuse l'humeur de la transpiration.

Il est une autre objection qu'on ne manquera pas
de faire contre mon opinion sur le refoulement du
gaz de la transpiration dans les vaisseaux sanguins, et
le développement d'un fluide aëriforme dans les mêmes
vaisseaux. Cette objection est assez spécieuse, pour
que je doive la prévenir avant de passer outre : elle
est fondée sur les effets promptement mortels de l'air
injecté dans les veines des animaux, prouvés par les
expériences de Wepfer, de Bohn, de Valisnieri, etc.
et conséquemment sur l'impossibilité de l'existence
d'un fluide aëriforme dans le sang pendant la vie.

Je réponds : 1°. avec Pringle, que si l'introduction
d'une grande quantité d'air tue en effet les animaux presque sur le champ, il n'en est pas de même lorsque l'injection est lente et modique : ils en sont seulement alors
plus ou moins incommodés. Il y a des exemples de morts
subites dues à l'évolution d'une grande quantité d'air,

par des mouvemens violens et une chaleur excessive (2).
Mais on sent qu'un dégagement moins considérable
ou imparfait doit avoir des effets moins funestes.
Tous les agens morbifiques, portés à un certain excès,
peuvent causer une mort soudaine, et réciproquement
les causes de mort, diminuant d'intensité, produisent
seulement des maladies ou même un dérangement
passager. Pujatti, ayant injecté de l'air dans les veines
d'un poulet, le vit tomber comme apoplectique; mais
l'animal reprit ensuite ses sens.

Je réponds : 2°. que le gaz animal, dont j'ignore
la nature, et que je ne connais que par quelques-uns
de ses effets, peut affecter l'économie d'une manière
moins fâcheuse que l'air athmosphérique employé par
les premiers auteurs de ces expériences, et que le
gaz oxigène, dont Bichat s'est aussi servi. On voit
quelquefois des bulles d'un fluide aëriforme dans les
vaisseaux sanguins des animaux à sang froid et même
à sang chaud (3), sans que leur santé en soit
altérée. Trois auteurs dignes de foi attestent avoir vu
la saignée donner issue à de l'air élastique (4).

Je réponds : 3°. que le gaz de la transpiration refoulé
dans les vaisseaux, ou celui qui se dégage immé-

---

(2) Vanswieten, comment. 647.

(3) Voyez la grande physiologie de Haller.

(4) Audivimus non semel flatum erumpentem mox ab incisâ venâ,
quæ pauco sanguine detracto detumuit. Laurent Joubert annotat.
ad guid. Cauliac. tractat. de phlebotom.

In homine, cum incertâ de causâ, aër in sanguinem subiisset,
maxima anxietas rata est, sublata cùm aer detusâ venâ cum
sibilo prorupisset. Musschembr. Dissert. de aere, pag. 78. Solingen
rapporte un fait analogue, Opera, pag. 344.

diatement du sang, peut n'ètre pas tout-à-fait développé, et cependant agir par son ressort, et produire des effets très-remarquables, par sa seule tendance à l'évolution. Je pense même que l'extrême danger d'un dégagement total dans les vaisseaux, doit exciter une forte réaction de la part du principe vital, qui déploie alors son énergie conservatrice par divers moyens, dont l'un pourrait bien être la dérivation de la substance gazeuse vers le tube alimentaire.

Je reviens è l'observation clinique. J'ai dit que le catarrhe épidémique prenait quelquefois la forme de l'apoplexie. Voici un fait de ce genre, qui manifeste bien sensiblement l'action du gaz animal.

Observation II.

Le 24 novembre 1775, Martin, paysan, âgé de 5o ans, robuste, travaillant dans un moulin à huile, où il était alternativement exposé à une chaleur très-forte et à un froid rigoureux, contracta la maladie régnante, et, malgré la fièvre, continua ses travaux. Le troisième jour il fut frappé d'apoplexie, avec hémiplégie du côté droit, météorisme de l'abdomen et enflure élastique d'une partie du tronc et des extrêmités, où la pression fesait entendre un frétillement très-marqué. Le malade mourut le lendemain, après de fréquentes et longues émissions de flatuosités.

L'emphysème est un phénomène que l'apoplexie présente assez souvent, quoique les auteurs n'en disent presque rien. *Ceux qui ont ouvert souvent des apoplectiques*, dit Bichat (5), *savent que quelquefois*

_____

(5) Anatomie générale, tom. I, page 15.

*leur tête et leur cou sont emphysémateux. J'en ai
déjà vu quatre avec ce phénomène.*

. Les auteurs de l'histoire des maladies de Breslau (6)
ont vu des paralysies accompagnées de tumeurs flatueuses, et je me souviens fort bien d'avoir observé
deux ou trois fois le même accident avant de connaître
l'existence du gaz animal.

L'évolution d'un fluide aëriforme chez les apoplectiques, est un fait que l'histoire anatomique présente
souvent. Morgagni a trouvé de l'air élastique et en
masse dans les vaisseaux du cerveau, dans les ventricules,
dans les sinus, dans le plexus choroïde, sous la
dure mère, l'arachnoïde, la pie mère, etc. des personnes mortes de cette maladie (7). Je pense que
cette évolution doit avoir lieu surtout dans ces apoplexies
épidémiques promptement mortelles, qui règnent vers
les équinoxes et les solstices, quand le tems est
froid, humide et inégal, et qu'on pourrait appeler
apoplexies catarrhales. Je me persuade même que cette
espèce d'apoplexie est la plus commune de toutes.
Fr. Hoffmann avance que le refroidissement subit quand
on a chaud, est la cause la plus ordinaire de
l'apoplexie et de la paralysie (8); il rapporte, entr'autres observations, celle d'une apoplexie due à la
suppression d'une sueur habituelle, qui préluda par
des coliques venteuses. Le premier volume de la
Société royale de médecine contient un mémoire du

(6) *Histor. morbor. wratislav.* Edition de Haller, pag. 568.
(7) *De sedib. et caus. morbor. Epist. V. art.* 24. Epist. VII.
art. 14 et 25. Voyez aussi Bonnet, *sepulchr.* sect. 2. *Additam.*
obs. 11. 12.
(8) *Patholog. special. part. IV. cap.* 1.

4

docteur Perkins , qui traite principalement des catarrhes épidémiques. L'action impétueuse d'un fluide aëriforme, violemment refoulé au dedans, est assez clairement indiquée par ces accidens: vertige, délire, oppression, diarrhée, sensibilité de l'abdomen avec tension et dureté, tranchées, dispositions paralytiques et apoplectiques, morts subites.

CHAPITRE II.

Observations faites depuis l'année 1778 jusqu'en 1780.

Les faits qui établissaient l'existence du gaz animal dans l'épidémie catarrhale des années 1775 et 76, étaient trop nombreux et trop saillans pour me laisser le moindre doute relativement à cette maladie; mais loin d'en tirer d'abord des conséquences générales, la fréquence même des phénomènes exposés fut pour moi un motif de suspendre mon jugement. Cette épidémie m'offrait quelque chose d'extraordinaire et de particulier. Je soupçonnai même que le brouillard demi-transparent dont j'ai parlé, pouvait être formé par une substance gazeuse, dont l'intromission par les pores absorbans de la peau donnait lieu aux désordres dépendant d'un fluide élastique ; et que la cause des effets observés pouvait être, par conséquent, étrangère aux autres maladies. Cependant lorsque je comparais ces phénomènes avec d'autres faits analogues, dont je fesais une ample moisson dans les auteurs, et avec ceux que j'avais vus moi-même, mais dont il ne me restait guère qu'un souvenir confus, j'inclinais davantage vers l'opinion de Galien, qui avance que le refroidissement donne lieu chaque jour à la formation de l'esprit flatueux : *Quotidiè namque refrigerata corpora spiritu flatulento repleri cernuntur* (9). D'autres observations, et particulièrement la suivante, me décidèrent entièrement pour l'ancienne doctrine.

Observation III.

Étienne Champion, calfat, âgé de 36 ans, ayant travaillé pendant les trois premiers mois de l'année 1778, dans le bassin de Toulon au radoub des vaisseaux de la marine militaire, essuya coup sur coup plusieurs gros rhumes; et retourna en avril à Martigues, sa patrie, dans l'état que je vais décrire : il se plaignait de frissons continuels, de vertiges violens, d'une pesanteur douloureuse de la tête, d'une grande faiblesse, avec lassitudes, engourdissemens et crampes aux extrêmités; sa peau était extraordinairement sèche et rude; il mangeait peu, mais sans dégoût; ses digestions étaient bonnes et ses déjections naturelles. Deux ou trois fois la semaine, et quand le baromètre baissait, plusieurs fois chaque jour il éprouvait des paroxysmes marqués par les symptômes suivans : il sentait d'abord, disait-il, des vents courir impétueusement sous la peau; bientôt le vertige augmentait, et le malade tombait dans un assoupissement profond, la respiration et le pouls demeurant naturels. En portant mes mains sur les bras, le thorax, les cuisses, etc. je sentais les tégumens palpiter avec beaucoup de vîtesse. Cet état durait tantôt quelques minutes seulement, tantôt

---

(9) Ces mots terminent son commentaire sur le livre d'Hippocrate : *de ratione victûs in acutis.*

une ou deux heures : le paroxysme se terminait toujours
par une immense émission de vents. Il laissait toute
une moitié du corps, droite ou gauche, engourdie
et presqu'immobile, avec difficulté de parler et d'avaler
pendant quelques heures. Divers remèdes furent tentés
sans suite et sans succès par l'impatience et l'inconstance
du malade. Il fut parfaitement et presque subitement
guéri en juin dès qu'il commença de suer.

Les médecins de Breslau rapportent des observations
à peu près semblables (10); ils citent, à ce sujet,
ce passage d'Hippocrate : *Si plurimi flatus per totum
corpus discurrunt, totus homo sideratur ; si per partem,
pars illa percutitur; atque ubi abierint flatus, cessat
et morbus;* et ils ajoutent : nous n'aurions jamais cru
à ces paroles, si l'expérience ne nous en avait démontré
la vérité.

De Haen parle d'un jeune homme sujet à des
paroxysmes de palpitation de cœur, avec toux, vertige,
tintement d'oreilles, convulsions, etc. Ces paroxysmes
se terminaient aussi par l'émission des vents. Il ajoute
qu'on ne pouvait comprimer aucune partie du corps
de ce sujet, sans lui faire rendre des vents par l'anus ;
phénomène vu par Morgagni (11), qui cite de semblables observations de Bartholin et de Rhodius. Rien
ne démontre mieux l'existence d'un fluide aëriforme,
qui, cherchant vainement une issue par la peau,
reflue dans le tissu cellulaire ou dans le sang, et
se porte enfin dans le tube alimentaire. Telle est
cependant la force des préjugés que le savant De Haen

---

(10) *Histor. morbor. Wratislav.* pag. 296.
(11) *Epistol. XLIII. art. 2.*

ne voit dans ce fait que l'action des nerfs, et ne soupçonne seulement pas celle de l'air animal à la fixité duquel ce fidèle disciple de Boerhaave croyait sur parole (12).

Galien et les illustres médecins galénistes du seizième siècle, Duret, Houlier, Baillou, Fernel, Zacutus, Sennert, Rivière, etc. parlent du refoulement de *l'esprit flatueux* dans le sang et dans les viscères, et quelquefois aussi de sa tendance particulière vers le canal des premières voies, où il aborde, tantôt seul, tantôt avec diverses humeurs qu'il y entraîne. Mais quoique j'eusse vu plusieurs fois la lésion des fonctions du cerveau, du cœur, du poumon, de l'estomac, etc. accompagnée d'enflures flatueuses des tégumens, et ces lésions, ainsi que ces enflures, dissipées par l'émission des vents ou par des déjections mousseuses, je ne fus persuadé qu'assez longtems après de la vérité de leurs dogmes. Il ne me fut pas difficile alors de trouver l'explication de ces faits, si connus de nos devanciers, et si complétement oubliés par nos contemporains. Les raisons se présentèrent en foule.

1°. La correspondance intime entre la peau et le tube alimentaire, dont les excrétions se suppléent réciproquement, selon l'aphorisme admis par tous les médecins, *cutis densitas, alvi raritas et vice versâ* (13).

---

(12) *Ratio medendi*, part. VII. cap. 4. § III.

(13) Je crois devoir faire ici une remarque très-importante : dans les dérangemens de la transpiration, le mouvement inverse de la circonférence au centre peut n'être pas assez subit ou assez rapide pour exciter des évacuations alvines, et cependant suffire pour augmenter les secrétions des viscères abdominaux,

2°. La communication entre toutes les parties du corps, par le moyen du tissu cellulaire.

3°. Une autre communication encore plus aisée et plus générale, selon Bichat (14), par le réseau des capillaires sanguins.

4°. La continuité des exhalans avec les derniers de ces petits vaisseaux.

5°. Le trajet de ces exhalans et des absorbans dans le tissu cellulaire.

6°. La perméabilité de ce tissu par les injections et par l'insufflation de l'air.

7°. La grande capacité du canal alimentaire, où l'abord de la substance gazeuse doit trouver moins de résistance.

8°. Les expériences de Hales, d'où il résulte que l'air passe aisément du sang dans la cavité de l'estomac et des intestins (15).

9°. Celles de Haller (16) et de Lieberkuhn (17), qui prouvent que la troisième tunique de ces viscères, située entre la *nerveuse* et la *veloutée*, se laisse facilement pénétrer par le souffle, et que les injections

et donner lieu à des épanchemens bilieux, séreux, muqueux, etc. dans le tube alimentaire, ou seulement à des congestions dans le tissu cellulaire voisin ou même éloigné, congestions qui peuvent ensuite se faire jour au dehors spontanément ou par les secours de l'art.

(14) Anatomie générale, tom. II. pag. 487. 488.

(15) Hæmastatique, traduct. de Sauvages, expér. XIX. art. IV.

(16) Elément. physiolog. tom. VI. pag. 132. 137.

(17) Voyez sa dissertion *de fabric. et usu villorum intestinalium*, dans un des *appendix* de la rédaction des Mémoires de l'Aeadémie royale de Berlin, par feu M. Paul, dont la mémoire me sera toujours chère.

passent sans obstacle, soit par les artères, soit par les veines, à travers les *poils* de la tunique veloutée ou *muqueuse*, que l'air traverse avec non moins de facilité.

10°. Celles du célèbre Fouquet, qui ayant injecté de l'air dans le tissu cellulaire sous-cutané de plusieurs chiens, s'assura qu'il s'insinuait dans les parties, mais principalement dans le poumon et dans le tube alimentaire (18).

A tous ces faits si frappans, l'excellente physiologie du professeur Damas vient d'en ajouter un plus décisif encore, l'immense quantité de bulles aëriformes, qui des parois internes de l'estomac, s'exhalaient dans sa cavité, que l'autopsie cadavérique lui a montrées.

Ma troisième observation ne m'avait offert ni emphysème ni pneumatose, sans me paraître moins décisive. Ce phénomène se montra de nouveau dans le cas suivant :

Observation IV.

Laugier, meunier, âgé de 30 ans, robuste, fut attaqué, le 13 mars 1780, d'une pleurésie catarrhale, maladie fort répandue alors. La douleur occupait tout l'espace compris entre la clavicule et la dernière vraie côte droite. Les crachats étaient fort teints de sang, et le pouls plus fréquent, plus plein et plus dur qu'il ne l'était ordinairement dans cette constitution, ce qui m'engagea à prescrire la saignée, qui, en général, ne convenait pas dans ces pleurésies, où j'employais avec succès, à l'exemple de de Haen, les

_____

(18) Voyez sa belle dissertation *de corpore cribroso.*

potions huileuses répétées. Le soir de ce jour, qui
était le troisième de la maladie, les tégumens enflèrent,
dans toute l'étendue de la douleur, avec tension
élastique et crépitation sourde, sans changement de
couleur. En même tems, la douleur et la fièvre
diminuèrent notablement. Le malade se plaignait d'une
palpitation sous la partie enflée, et y sentait par-
fois des élancemens. Une potion huileuse qu'il prit
en ma présence, produisit une révolution subite :.
le gonflement élastique du thorax s'affaissa sur le
champ; la douleur de côté et la toux cessèrent tout-
à-coup, ainsi que le crachement de sang, déjà bien
moindre depuis la saignée faite le matin. En même
tems l'abdomen enfla prodigieusement; des flatuosités
commencèrent à se faire jour; l'émission fut continuelle
par haut et par bas, le soir et la nuit suivante;
le lendemain une sueur abondante termina la maladie.

Duret, Houlier, Baillou, Rivière, etc. ont décrit
une pleurésie *flatueuse*, où un fluide aëriforme joue
manifestement un grand rôle. M. Seux, que j'ai déjà
cité, a fait sur lui-même une observation analogue
à la mienne.

Je dois observer qu'il n'y avait chez ce malade
aucun signe de saburre gastrique. Cependant cette
complication n'est point rare dans les fluxions de
poitrine catarrhales et autres. C'est là pour bien des
médecins une raison de supposer le foyer de la
maladie dans le tube alimentaire, et de prétendre
que la poitrine n'est affectée que sympatiquement.
Quelques-uns même, et particulièrement Stoll, pensent
que la saburre passe des premières voies dans le
torrent de la circulation. Mais une attention scrupuleuse
fait voir que, dans ces sortes de cas, les humeurs

se mouvant précisément en sens contraire, se portent
de tout le corps, d'un côté sur la poitrine, et de
l'autre dans le canal alimentaire, si justement appelé
sentine du corps humain, par Galien, Senn rt, Riolan,
Tralles, etc. Les descriptions des pleurésies bilieuses,
putrides, malignes, vermineuses, etc. démontrent la
vérité de cette idée, très-conforme à la doctrine
hippocratique, et applicable à bien d'autres maladies.
Les bons effets des émétiques et des purgatifs s'ex-
pliquent très-bien dans cette théorie : on conçoit que
la cause matérielle d'une maladie se portant sur deux
organes à la fois, on peut plus aisément la détourner
de l'un, lorsqu'on a des moyens efficaces pour l'attirer
dans l'autre en plus grande quantité, surtout si elle
trouve dans celui-ci une issue libre au dehors. Les
partisans de l'opinion que je combats ne peuvent
pas plus se fonder sur les succès de ces remèdes,
que ceux qui voudraient placer dans la peau ou
dans les voies urinaires les maladies qui se terminent
par la sueur ou par un flux d'urine.

J'ose penser que les quatre observations contenues
dans ces deux chapitres, jointes à celles des auteurs
cités, si elles n'opèrent pas une conviction entière,
affaibliront du moins les préventions, et feront naître
le doute philosophique, qui doit être toujours notre
premier pas dans la recherche de la vérité. J'espère
que les suivantes achèveront d'imprimer le sceau de
la certitude aux dogmes de Galien.

CHAPITRE TROISIÈME.

Observation V.

Le 28 décembre 1781 , M. Bourdin, avocat, sexagénaire, robuste, étant à la campagne, prit un repas assez léger à neuf heures du matin, et se rendit à midi, pour voir travailler les paysans, dans un lieu abrité tourné au sud-ouest, où il fut exposé jusqu'à trois heures à un soleil ardent. En sortant de là, il fut surpris par un vent de nord-ouest très-violent et très-froid. Peu de tems après il eut des frissons et des tiraillemens douloureux aux extrèmités; il fit de grands efforts pour vomir, et ne rendit qu'une petite quantité de glaires mousseuses; il fut toute la nuit dans une extrême agitation. Je le visitai le lendemain : son pouls était un peu fiévreux et sa respiration un peu gênée; il se plaignait de douleurs tensives dans toute l'habitude du corps, avec des élancemens qui, partant de diverses parties, aboutissaient à l'épigastre , et renouvellaient souvent les efforts pour vomir, toujours inutiles. La difficulté de respirer augmenta la nuit suivante, et força le malade de quitter son lit. Le 30 au matin, les élancemens douloureux partaient des épaules et se terminaient tantôt aux mammelles, tantôt au creux de l'estomac, avec une secousse vive, instantanée , qui arrachait au malade des cris lamentables. Le pouls était inégal et intermittent à chaque sixième pulsation; il y avait des borborigmes très-bruyans et presque continuels. J'annonçai la diarrhée; il n'y eut, dans la matinée, aucune. déjection. Le soir, des accidens nouveaux me causèrent une grande surprise. L'oppression de poitrine avait beaucoup augmenté; il s'y était joint une violente palpitation de cœur, et le pouls n'offrait qu'un mouvement d'ondulation sans pulsations distinctes. Cet état me mit d'autant plus en peine, qu'il me retraçait celui de la mère du malade, morte, quelques années auparavant, d'hydropisie de poitrine, avec soupçon de vice organique dans le cœur ou les gros vaisseaux; mais je fus bientôt rassuré. Les élancemens douloureux qui continuaient, portaient tous au bas ventre, que je vis s'élever à plusieurs reprises. Bientôt des vents s'échappèrent par haut et par bas, et l'émission en fut continuelle pendant plus de trois heures : il y eut deux selles muqueuses, chargées d'une excessive quantité d'écume. A dix heures du soir, je trouvai le malade absolument exempt de suffocation et de palpitation de cœur; son pouls avait repris à peu près son état naturel; il sentait *toutes ses chairs palpiter vivement :* ce qu'il comparait à ce mouvement si connu dans les boucheries, des parties musculeuses des animaux qu'on a gonflés d'air après les avoir égorgés. Il assurait que des vents, après avoir oscillé quelque tems sous la peau, montaient ou descendaient de toutes parts vers le bas ventre. L'émission des flatuosités fut encore très-grande pendant la nuit; le lendemain, le malade fut purgé par précaution, et rendit beaucoup de mucosités mousseuses. Dès ce jour il entra en convalescence; il n'avait pris d'autre remède qu'une tisane délayante; la langue avait toujours été fort nette, et sa bouche sans mauvais goût.

5 *

· Je veux croire que le spasme de l'estomac, et la
sympathie de ce viscère avec d'autres organes, ont
eu quelque part aux désordres exposés; mais par
l'ensemble et la succession des symptomes, on voit
qu'il y a plus. Tout prouve que la substance gazeuze
de la transpiration, raréfiée ou formée par la chaleur
du soleil, et ensuite brusquement refoulée au dedans
par le froid, avait fait irruption dans le tissu cellulaire,
où elle agaçait les nerfs, et dans les vaisseaux sanguins,
où elle gênait la circulation et la respiration. Tous
les accidens durent cesser lorsqu'elle se fit jour par
le tube alimentaire. Si on trouvait cette explication
douteuse à cause de la non existence de la pneumatose,
ou de l'emphysème, elle le deviendrait beaucoup
moins en comparant cette observation avec la suivante.

J'en ai rencontré de semblables dans Houlier (19),
Baillou (20) et Zacutus (21). La crainte d'être trop
long m'empêche de les transcrire; on peut consulter
ces auteurs. C'est à l'*esprit flatueux* qu'ils rapportent
la difficulté de respirer, la palpitation de cœur et
les autres symptômes. Baillou (22), Senac (23),
Lieutaud (24), ont souvent trouvé le péricarde

---

(19) *De morbis internis*, pag. 221.

(20) Tom. 11, pag. 431, édit. de Tronchin.

(21) Tom. 11, pag. 361, il décrit aussi (*Prax. admirabil.*
lib. 1. observ. 143.) une palpitation de cœur violente,
accompagnée de symptômes graves, qu'il attribue à un *sang
flatueux*, et qu'il guérit par une ventouse scarifiée sur la
mammelle gauc e.

(22) Tom. 11, pag. 525.

(23) Traité du cœur, liv. IV, chap. VI.

(24) Précis de médec. prat. art. palpitation.

distendu par de l'air, dans le cadavre de ceux qui avaient été sujets à la palpitation de cœur. L'histoire de l'Académie royale des sciences rapporte le cas d'un polype sanguin dans le ventricule gauche du cœur, formé de vésicules pleines d'air (25).

Observation VI.

La fille de M. Mouren, lieutenant au siège de Martigues, âgée de trois ans, fut attaquée, en janvier 1783, d'une coqueluche violente, avec fièvre et vomissemens glaireux. L'ipécacuanha et les minoratifs la soulagèrent. La fièvre ayant cessé, on la conduisit dans une maison voisine, quoiqu'un vent de nord-ouest très-froid soufflât fortement. Le même jour, la toux qui subsistait encore en partie fut supprimée tout-à-coup, la fièvre revint, avec une grande difficulté de respirer et une bouffissure générale. Le lendemain, je trouvai toute l'habitude du corps de la malade légèrement emphysémateuse, même la face, ce qui causait une étrange confusion dans les traits. La peau cédait à la pression, se rétablissait dès que je cessais de comprimer, et dans quelques points des cuisses et des bras on entendait une crépitation bien distincte. Le pouls était irrégulier et intermittent. Je prescrivis des lavemens et de petites doses répétées de manne. Les déjections furent modiques, mais l'émission des vents presque continuelle dura trois jours. La malade tressaillait par fois, poussait un cri perçant, et se plaignait d'une douleur vive, instantanée dans le bas-ventre qui se gonflait aussitôt. L'emphysème disparaissait peu-à-peu, ainsi que les autres accidens.

(25) Ann. 1758.

Je crois qu'il est peu de praticiens qui n'aient eu occasion de voir des enflures flatueuses après la coqueluche. J'en ai vu de très-marquées chez le fils de M. Chieusse, négociant de Marseille, âgé alors de cinq ou six ans, et chez plusieurs autres sujets.

Observation VII.

La femme de Jean Guieu, paysan du Val-St.-Julien, terroir de Martigues, âgée de 40 ans, très-robuste, s'étant beaucoup échauffée et suant, demeura longtems exposée à un vent d'ouest assez frais, le 9 juillet 1783. Le même jour elle eut des frissons, suivis de fièvre et de grandes évacuations par haut et par bas pendant demie heure, avec crampes douloureuses dans les jambes. La fièvre augmenta, et la respiration devint très-difficile. M. Cotte, chirurgien à Chateauneuf-les-Martigues, qui la saigna le 11, fut étonné de voir le sang, dans la palette, surmonté de huit ou dix pouces d'écume. Un spectacle plus singulier fixa bientôt ses regards : des ampoules, depuis la grosseur d'une fève jusqu'à celle d'un œuf, s'élevaient en grand nombre sur la peau du tronc et des extrémités; elles étaient élastiques et ne changeaient pas la couleur des tégumens; elles disparaissaient souvent, et il en survenait de nouvelles. La malade éprouvait par fois un tressaillement, avec douleur aigue, instantanée dans l'abdomen, où il survenait incontinent des élévations dont les moindres égalaient le volume d'une orange. Elles changeaient aussi fort souvent de place, et quelquefois disparaissaient subitement.

L'état de cette femme était encore à peu près tel le 14 juillet. Ce jour-là, ayant été appelé au voisinage

pour un autre malade, je fus prié de la voir. Je
trouvai chez elle M. Cotte, qui m'instruisit de ce qui
avait précédé, et ne revenait pas de sa surprise. Je
m'assurai que les vésicules répandues sur la peau ne
contenaient qu'un fluide aëriforme, et je reconnus le
pemphygus, nom donné par Galien à des ampoules
séreuses et plus souvent flatueuses. Selle a vu la
fièvre *pemphygodes* de Galien compliquée de dysenterie.
Les gonflemens de l'abdomen avaient leur siège dans
les intestins et surtout dans le colon. M. Cotte
m'avertit qu'ils étaient moindres que les premiers jours,
et que la malade avait commencé la veille à rendre
beaucoup de vents : depuis ce tems la respiration
était un peu moins gênée. Le pouls avait toujours
été et il était encore un peu fréquent, inégal et
intermittent. La malade avait des nausées, et vomit,
avec de grands efforts, quelques gorgées d'une pituite
semblable à de la crème fouettée. Je crus devoir aider
à la nature par l'ipécacuanha, qui fit rendre beaucoup
de mucosités très-chargées d'écume. Dès ce moment,
les vésicules flatueuses de la peau et les tumeurs
venteuses des intestins disparurent sans retour, et la
respiration fut libre. La malade rendit ce jour-là et
les suivans une quantité de vents incroyable. Deux
purgatifs expulsèrent encore beaucoup d'humeurs mousseuses, avec plusieurs vers, et la maladie fut heureusement terminée le onzième jour.

Le pemphygus est un troisième signe de l'action
de l'air animal, non moins décisif que l'emphysème
ou la pneumatose. Si l'un de ces accidens n'eût pas
existé dans ce cas-ci, on pourrait croire que tout le
désordre dépendait de la saburre muqueuse et ver-
mineuse, et c'est ce qui jète fort souvent les médecins

dans une erreur bien naturelle et bien excusable. Il
a fallu que les cas extrêmes de pneumatose, d'emphysème ou de *pemphygus* vinssent nous éclairer à
cet égard. Voici donc comme il me semble qu'on
doit concevoir les phénomènes que présente cette
observation.

L'humeur de la transpiration, violemment répercutée
après une forte chaleur et une grande fatigue, a fait
irruption dans le canal alimentaire, chargée de substance
gazeuse, ce qui a donné lieu à une sorte de *cholera*
dans le début de la maladie. Une partie du fluide
aëriforme, ne pouvant passer librement dans ce canal,
irrité peutêtre et contracté par de la saburre et des
vers préexistans, a été retenue dans le sang et dans
le tissu cellulaire; un sang mousseux a circulé difficilement, ce qui a fait naître la suffocation et l'intermittence du pouls; une portion de ce gaz, tendant
à s'échapper par la peau, a formé le pemphygus;
une autre a pénétré brusquement et à diverses reprises,
mais avec quelque difficulté, dans les intestins, et
a donné lieu aux tumeurs venteuses qui s'y formaient
tout-à-coup avec douleur; enfin les premières voies
ayant été débarrassées par le vomitif, cet égout du
corps humain a pu recevoir tout l'excédent du fluide
aëriforme. Je crois qu'on doit expliquer de la même
manière l'emphysème et la pneumatose, qu'on observe
assez souvent dans les maladies vermineuses et sabur-
rales des enfans, car ils ne commencent pour l'ordinaire
que quand le malade étant mal disposé, et même
ayant déjà la fièvre, continue de s'exposer au grand
air.

M. Bosc d'Antic a vu chez une fille vaporeuse,
une éruption d'ampoules qui ne contenaient qu'un

fluide aëriforme (26). Il imagine qu'elles étaient formées par le gaz hydrogène des intestins, porté jusqu'à l'épiderme. Ce que j'ai dit à ce sujet dans le premier chapitre, ne permet pas d'admettre cette supposition.

Dans plusieurs des observations précédentes, le gaz animal refoulé a fait irruption dans le poumon, et cette direction doit être fréquente, parce que ce viscère tout celluleux, doit céder à son action plus aisément que la plupart des autres, et surtout parce que les causes qui dérangent la transpiration cutanée, agissent immédiatement sur lui et arrêtent aussi l'exhalation pulmonaire. Dans le cas suivant, le fluide aëriforme ne s'est pas porté sur cet organe. La maladie qui en fait le sujet est extrêmement rare, et je ne l'ai vue qu'une seule fois dans le cours d'une pratique assez étendue de 45 ans. Elle est cependant bien connue : les médecins arabes l'ont décrite sous le nom de *nakir* (27), et les auteurs du seizième siècle, sous celui de *flatus furiosus*. Félix Plater l'appèle *rheumatismus flatulentus* ; voyez la Nosologie de Sauvages, art. *rheumatismus*.

Observation VIII.

La fille aînée de M. Ant. Vidal, mon cousin, âgée de 19 ans, s'étant effrayée le 18 août, éprouva une suppression subite de ses règles, qui avaient commencé la veille. Le même jour, à neuf heures du soir, elle se promena sur le rivage de la mer, où un vent

---

(26) Voyez le tom. 11 de ses œuvres, pag. 404.
(27) Freind, *histor. med.*

très-frais l'incommoda beaucoup. Le lendemain, il survint aux extrêmités des douleurs insupportables, qui lui fesaient pousser des cris affreux. Elles changeaient de place avec une extrême rapidité, parcourant les bras, les jambes et les cuisses dans toute leur longueur, avec un gonflement élastique qui n'altérait pas la couleur de la peau, et qui suivait le trajet de la douleur, imprimant à mes doigts, ainsi qu'à ceux des assistans étonnés, une sensation parfaitement semblable à celle qu'excite l'air renfermé dans une vessie que l'on comprime. Le pouls était plein, dur et fréquent; je prescrivis la saignée; peu de minutes après, les douleurs furent absolument calmées; mais elles se réveillèrent bientôt aussi violentes qu'auparavant, non moins mobiles, et accompagnées du même gonflement qui avait disparu avec elles. La malade disait que des vents roulaient dans toutes les parties de son corps; elle sentit qu'ils fesaient irruption dans le ventre, qui enfla tout-à-coup énormément, avec de grands efforts pour vomir, et l'éructation d'un peu de pituite mousseuse. Les douleurs des extrêmités avaient cessé; mais celle de l'abdomen était si violente, que je craignis une inflammation. Je fis répéter la saignée; elle fut immédiatement suivie de la cessation totale de la douleur; l'abdomen s'affaissa par une immense émission de flatuosités; la fièvre cessa presqu'entièrement, et la malade jouit quelques heures d'une parfaite tranquillité. La nuit, les douleurs des extrêmités recommencèrent avec la même fureur, avec les mêmes accidens, et ne finirent que par le gonflement extrême et la tension douloureuse du bas ventre, qu'une longue émission de vents fit cesser ensuite. Ces alternatives se répétèrent au moins vingt fois dans l'espace de sept jours. L'eau de poulet, les potions huileuses, les fomentations, les lavemens, la liqueur minérale anodyne, les narcotiques calmèrent peu à peu la malade, et la fièvre se termina par de grandes sueurs. La convalescence ne laissa pas d'être orageuse. La malade se plaignit, durant six semaines, de vents qui oscillaient sous les tégumens du tronc et des extrêmités, alternant avec des tranchées plus ou moins vives. Les menstrues ne parurent point le mois suivant. A cette époque les jambes devinrent emphysémateuses. J'employai les suffumigations émollientes, les pediluves et les bouillons apéritifs; le retour des règles vers la mi-octobre dissipa toutes les incommodités.

L'immortel Linné décrit une maladie peu différente, endémique en Laponie, sous le nom de *volatica* (28). Les douleurs, dit-il, sont atroces, changent de place à chaque instant et se dissipent bientôt, à moins qu'elles ne se portent à l'abdomen; car alors elles sont plus opiniâtres; il s'y joint l'anxiété, la palpitation, l'aphonie, etc.

J'ai trouvé dans Zacutus une observation très-analogue à la mienne (29). Le Journal de médecine d'avril 1779 en contient une de M. Dusseaux, sur une tympanite abdominale subite, occasionnée par le froid, à l'approche des règles, qui furent retenues. On fit la paracenthèse : l'air qui sortit n'était point fétide; il éteignit plusieurs fois la flamme d'une bougie; le ventre fut désenflé pour quelque tems, mais la tympanite revint, et la malade mourut, s'étant refusée à une seconde opération.

---

(28) *Amoenitat. exotic.*
(29) Tom. 11, pag. 240.

6 *

En comparant cette observation intéressante avec
ma huitième, on découvre mieux l'existence du gaz
animal, et les diverses directions, bonnes ou mauvaises,
qu'il peut prendre. Dans la mienne, il s'est porté
dans le tube alimentaire, et son expulsion facile au
dehors a amené la convalescence. Dans celle de M.
Dusseaux, il a pénétré dans la cavité abdominale
et a produit une tympanite mortelle. C'est ainsi que,
dans la fièvre puerpérale, la métastase laiteuse dans
cette cavité cause la mort, et que les vomitifs dirigent
salutairement l'abord de la matière dans les premières
voies. Si on réfléchit attentivement sur les circonstances
d'où dépendent les bons effets de ces remèdes dans
le début des maladies aigues, on reconnaîtra qu'ils
agissent souvent, moins en évacuant une saburre
préexistante dans le canal alimentaire, qu'en y attirant
un torrent d'humeurs, qui se porteraient désavanta-
geusement sur d'autres organes.

La suppression des règles dans l'un de ces deux
cas, et leur rétention dans l'autre, est une circonstance importante, sur laquelle je reviendrai dans la
seconde partie de cet Essai.

J'ajouterai quelques réflexions relatives à la tympanite
abdominale. De Haen ne pouvant en concilier l'existence
avec ses principes sur l'air animal, prend le parti
de la nier, et contredit l'expérience. Lieutaud, dont
le témoignage est ici d'un très-grand poids, dit l'avoir
vue souvent. Il n'est pas vrai non plus qu'elle soit
toujours l'effet de la putréfaction, comme quelques-uns
l'ont prétendu. Cette cause ne peut être soupçonnée
dans l'observation de M. Dusseaux. Morgagni parle
d'une tympanite abdominale, suite d'une gale rentrée;
et ce qu'il y a de très-remarquable, c'est qu'elle

était accompagnée d'emphysème (30). Sennert nous
apprend qu'on fesait de son tems, avec succès, la
paracenthèse aux bœufs attaqués de la tympanite
abdominale, à laquelle ils sont sujets (31). L'abandon
de l'ancienne doctrine sur l'air animal et les fausses
notions qu'on y a substituées, ont donc été bien
funestes, puisqu'ils ont laissé sans secours des malades
qu'une opération aisée aurait pu soulager ou même
guérir. Sauvages a eu du regret de n'avoir pas conseillé
cette opération dans un cas de tympanite abdominale.
J'ai le même malheur à déplorer : un de mes plus
chers amis, fatigué de maux de nerfs, avec vertiges,
tintemens d'oreille, crampes et sensation incommode
de vents errans sous la peau, voulut prendre des
bains tièdes, malgré son état d'extrême faiblesse,
causée par l'abus des plaisirs vénériens, qui m'avait
engagé à les lui interdire. Au sortir du troisième,
le ventre enfla tout-à-coup prodigieusement, et il se
forma une tympanite abdominale très-prononcée. Je
n'osai tenter la paracenthèse; j'eus la douleur de le
voir mourir le cinquième jour dans des angoisses
inexprimables. Je me suis reproché bien des fois
ma timidité.

Il y a tout lieu de penser que la tympanite intestinale est aussi fort souvent produite par le refoulement de l'air animal dans le tube alimentaire, déjà
mal disposé et peu en état de s'en débarrasser. Ses
causes les plus ordinaires sont les passions immodérées,
le chagrin, la suppression des excrétions naturelles,

(30) *Epistol. XXXVIII*, art. 22.
(31) Tom. III, pag. 613.

et surtout l'air froid ou les boissons froides lorsque le corps est très-échauffé.

On sait en outre que la tympanite peut avoir son siège entre les tuniques de l'épiploon, du mésentère et des intestins, entre le péritoine et les muscles abdominaux, et sous les tégumens communs du bas ventre (52). On a même observé des tumeurs flatueuses permanentes en divers lieux de l'habitude du corps, ce dont je citerai plusieurs exemples. Tous ces faits, parfaitement intelligibles d'après la doctrine de Galien, sont absolument inexplicables dans celle de la fixité de l'air animal. Pour en rendre raison, Senac imagine des tuyaux aériens, analogues aux trachées des plantes et des insectes, aboutissant à toutes les parties.

CHAPITRE IV.

Observations faites en 1785 et 86.

Les observations contenues dans les chapitres précédens ont été faites à Martigues, petite ville du département des Bouches du Rhône, peuplée d'environ sept mille ames, située sur le bord occidental de l'étang de Berre et le long de divers canaux qui, de cet étang ou, pour mieux dire de ce lac, communiquent à la Méditerranée. Elle est exposée à tous les vents; ceux du nord-ouest et du sud-est, qui sont les dominans, plus rarement celui de sud-ouest, y

---

(32) Mead, *præcept. et monit. pract.* Combalusier, *pneumato-patholog.*

soufflent avec une extrême violence. Toute cette contrée
est marécageuse et très-humide; heureusement le *mistral*,
ou nord-ouest, dessèche en peu d'heures l'excessive
humidité de l'athmosphère, qu'amènent la plupart des
autres vents.

Ayant quitté cette ville vers la fin de l'année 1784,
pour résider à Marseille, où l'athmosphère a des
qualités différentes, et à certains égards opposées,
j'étais empressé de savoir si les maladies m'offriraient
dans mon nouveau séjour, les mêmes phénomènes
relativement à l'air animal. L'occasion s'en présenta
bientôt; je pourrais en rapporter un grand nombre
de cas; je me borne, pour le présent, à trois.

Observation IX.

Madame Gérault, âgée d'environ 36 ans, maigre
et fluette, sortit, le 17 juin 1785, d'une maison où
il y avait une assemblée nombreuse, ayant fort
chaud et suant, et passa par le quai du port, où
elle fut exposée près d'un quart d'heure à un vent
de sud-est frais et humide. Le lendemain, elle se
plaignit de frissons, de douleurs vagues, d'anxiété,
de mal de tête, de gonflemens réitérés de l'abdomen,
et d'enflures emphysémateuses aux jambes, beaucoup
plus marquées le matin que le soir. Il parut aussi,
à la partie antérieure, un peu latérale gauche du
cou, une tumeur de même nature, de la grosseur
d'un œuf de poule d'Inde; les yeux étaient proéminens,
et leurs mouvemens gênés; la malade était fort tourmentée par les flatuosités. Le mal traîna en longueur,
malgré divers remèdes pris sans suite et sans régime.
Mais étant allée passer le mois de septembre à la

campagne, où elle fit beaucoup d'exercice, elle rendît chaque jour une énorme quantité de vents. L'emphysème des jambes diminuait à proportion, et disparut bientôt tout-à-fait. Celui du cou se dissipa de même, ainsi que le gonflement des yeux, mais beaucoup plus lentement : il en restait encore des traces six mois après. La malade recouvra d'ailleurs une santé parfaite, se plaignant seulement quelque tems encore des flatuosités, auxquelles elle n'était pas sujète avant son indisposition. Les enflures des jambes et du cou furent reconnues pour de vrais emphysèmes par M. Ailhaud, son chirurgien, homme très-instruit et très-expérimenté, qui me dit avoir vu plusieurs fois des accidens semblables, et ne savait comment les expliquer.

Observation X.

Boyer, préposé des douanes au bureau de Septèmes, âgé de 40 ans, très-robuste, s'étant extrêmement échauffé, et ayant été ensuite longtems exposé à un vent froid et humide, le 20 janvier 1786, se plaignit le même jour d'une grande difficulté de respirer, avec frissons, fièvre, douleurs vagues et abondance extrême de vents dans les premières voies. Tous les symptômes se renforcèrent rapidement. J'eus l'occasion de voir le malade le troisième jour. L'oppression de poitrine était très-forte, l'abdomen très-enflé, et toute l'étendue des tégumens dans l'état de pneumatose. M. Baret, chirurgien, qui l'avait saigné la veille, me dit qu'une excessive quantité d'écume s'était élevée du sang dans la palette. Le pouls était, dans ce moment, peu plein, peu fréquent, inégal et intermittent. Les délayans, les huileux, les lavemens

émolliens et carminatifs, les laxatifs répétés soulagèrent le malade; l'émission des vents par haut et
par bas fut continuelle pendant plusieurs jours, la
pneumatose générale et l'enflure flatueuse du bas ventre
furent bientôt dissipées; mais la suffocation persistait,
et l'on m'écrivit que l'enflure des jambes d'abord
élastique, était devenue édémateuse. Je prescrivis le
kermès minéral, l'oximel scillitique et les vésicatoires
aux jambes. Ce dernier remède, qu'on tarda un peu
d'employer, procura un flux abondant d'urine semblable
à une eau de savon fortement agitée. La poitrine fut
dégagée très-promptement.

Cette observation me paraît importante en ce qu'elle
nous offre un édème succédant à la pneumatose.
Je pense que ce changement a eu lieu non seulement en dehors; mais dans le poumon, dont le
tissu cellulaire a d'abord été gorgé d'air et ensuite
de sérosité. On conçoit aisément comment la distension
par un fluide aëriforme est suivie d'un épanchement
séreux.

Observation XI.

Marie Aubran, fille âgée de 30 ans, bossue, d'une
faible constitution, fut renversée par un coup de
vent de nord-ouest des plus violens et très-froid, en
décembre 1783, dans une rue étroite et tortueuse
où ce vent formait une espèce de tourbillon. Ses
juppes ayant été jetées par dessus sa tête, et ses
bras s'y trouvant embarrassés, elle ne put se relever
d'abord, et demeura sept ou huit minutes exposée,
demi-nue, à l'intempérie de l'air. Depuis ce jour,
elle ne cessa de se plaindre, pendant deux ans, de
soubresauts, de palpitations, de tiraillemens dans

7

divers endroits de l'habitude du corps, de frissons,
de vertiges, de douleurs vagues, quelquefois très-
fortes, auxquelles succédaient de vives tranchées,
suivies du gonflement réitéré de l'abdomen, d'une
longue émission de vents et de petites déjections
mousseuses. Ces paroxysmes revenaient plusieurs fois
chaque jour; ils étaient plus fréquens et plus forts
en hiver et quand le tems devenait orageux. Les
alimens, dont la quantité et la qualité étaient toujours
à peu près les mêmes, n'y influaient en aucune
manière. Les règles étaient, tantôt retenues, tantôt
trop abondantes : dans le premier cas, les jambes
enflaient, et l'enflure, toujours plus grande le matin,
ne conservait pas d'empreinte. La malade, pendant
tout ce tems, n'usa presque d'aucun remède, et
guérit insensiblement par les seuls efforts de la
nature. Quelques mois après son rétablissement, elle
fut attaquée d'une fluxion de poitrine, pour laquelle
je lui donnai mes soins. Dans sa convalescence, elle
me raconta ce que je viens d'exposer. Elle commençait
d'éprouver les mêmes incommodités, particulièrement
les douleurs vagues, suivies de coliques et d'une
émission de vents extraordinaire. Elle fut délivrée
par de légers diaphorétiques.

Les faits exposés jusqu'ici, auxquels j'en pourrais
joindre beaucoup d'autres semblables, prouvent suffisamment, je pense, l'existence et l'action du gaz
animal dans quelques cas de maladies. Mais je sens
fort bien qu'ils sont insuffisans pour l'objet que je
me propose. Quand je rapporterais jusqu'à satiété des
cas analogues, on pourrait toujours m'objecter qu'ils
sont peut-être très-rares proportionnellement au nombre
de ceux où les phénomènes décrits n'existent pas;

et que tous les faits sur lesquels je me fonde,
pourraient n'être que des accidens singuliers, placés
hors de l'ordre commun, et dont on ne peut rien
conclure, conformément au prétendu axiôme : *rara non
sunt artis*. Que faut-il donc pour établir l'existence
du fluide aëriforme dans l'état pathologique ordinaire ?
Il faut sans doute parcourir à peu près toute l'histoire
des maladies, et pouvoir montrer presque dans chacune,
des signes non équivoques de l'action de ce fluide.
J'y suis d'autant plus obligé, que j'attribue, comme
Galien, dans la plupart des cas, la formation de la
substance gazeuse et son reflux dans l'intérieur, à
l'arrêt de la transpiration. Or, cet arrêt est la cause
occasionnelle de la plupart des maladies. C'est en
vain que Schalammer, d'autres modernes et, en dernier
lieu, le célèbre Vacca Berlinghieri ont combattu cette
vérité. On a beau dire que la santé subsiste avec
de très-grandes variations dans la quantité de la
transpiration insensible, que cette excrétion nuit lorsqu'elle excède certaines bornes, qu'on se trouve bien
de la diminuer par des vernis appliqués sur la peau,
que Bacon, Réaumur et Maupertuis ont même entrevu
dans ce moyen l'art de prolonger la vie, etc. La
diminution successive de la perspiration cutanée, qui
peut, jusqu'à un certain point, être suppléée par
l'exhalation pulmonaire, agit tout autrement que la
rétention brusque de l'une et de l'autre quand le corps
est échauffé. Les objections de ces auteurs contre la
réalité des mauvais effets attribués au dérangement
de la transpiration, très-fortes et presqu'insolubles
dans les théories reçues, viennent échouer devant celle
de Galien; car si l'*esprit vaporeux* peut être retenu,
sans danger, quand le corps est tranquille, il n'en

7 *

est pas ainsi lorsque, par l'effet d'une grande chaleur précédente, ou d'un mouvement violent (33), cette vapeur commence à devenir aëriforme, qu'un froid subit l'arrête au moment où l'air qu'elle charrie est sur le point de se dégorger, et qu'elle devient *esprit flatueux*. Si on consulte les bons ouvrages de médecine pratique, où la théorie s'appuye toujours sur des observations exactes, par exemple, ceux de Fr.

---

(33) Mon collègue et ami, le docteur Joyeuse, dans son beau discours *sur la santé et le bonheur*, prononcé en l'an X, dans la séance publique de la Société de médecine de Marseille, prouve que la fatigue contribue beaucoup plus que la chaleur, à rendre dangereuse l'impression du froid qui leur succède. Cette vérité de fait donne la raison, vainement cherchée jusqu'ici, d'un phénomène très-frappant. On connaît les incommodités plus ou moins graves qu'éprouvent les personnes qui gravissent sur la cîme des hautes montagnes, attribuées par Arbuthnot, Sauvages, Malouin et la plupart des physiciens, à l'expansion de l'air animal, qui n'est plus suffisamment contrebalancée par la pression de l'air ambiant. Cependant ceux qui s'élèvent dans les aërostats, à des hauteurs plus considérables encore, n'essuyent pas ces incommodités, quoique l'ascension soit beaucoup plus rapide. N'est-il pas infiniment probable que cette différence est due à la fatigue des uns et à l'immobilité des autres ? S'il est vrai, d'après les expériences de M. Dutour, que la simple filtration à travers des tuyaux très-fins, dégage l'air contenu dans les liqueurs, l'action musculaire forte et prolongée ne doit-elle pas produire un effet analogue, sur le sang contenu dans les capillaires sanguins ? Au reste le dégagement de l'air animal a aussi lieu chez les aëronautes, lorsqu'ils s'élèvent à une très-grande hauteur, comme le prouve sans réplique l'emphysème survenu à Zambeccari et autres physiciens de Bologne, dans leur fameux voyage aërien, dont les Journaux ont donné une notice si curieuse.

Hoffmann, on verra que les auteurs attribuent presque sans exception la maladie qu'ils décrivent, aux causes qui dérangent la transpiration.

Je ne me dissimule pas, comme on voit, l'étendue de mes obligations et l'immensité de la tâche qu'une judicieuse critique a le droit de m'imposer. J'entre avec courage dans cette périlleuse carrière, et j'ose me flatter de la parcourir avec quelque succès. Je n'avancerai rien qui ne soit fondé sur l'observation clinique et sur le résultat de l'ouverture des cadavres; je ferai valoir beaucoup plus rarement celui des expériences physiques ou chimiques.

SECONDE PARTIE.

ACTION DU GAZ ANIMAL DANS LA PLUPART DES MALADIES.

CHAPITRE PREMIER.

Hémorragies.

LES observations exposées dans la première partie ont fait connaître le reflux, ou la retention du gaz animal dans le tissu cellulaire, dans les vaisseaux sanguins, sa tendance particulière vers le tube alimentaire, et l'abord simultané de diverses humeurs dans cette cavité. Mais aucune n'a montré encore que ce gaz agisse sur le sang, de manière à produire ou augmenter une hémorragie, comme je l'ai avancé dans l'introduction. Ce chapitre contient la preuve de cette vérité, et l'on va voir que le gaz de la transpiration, ou celui qui se dégage ou tend à se dégager immédiatement du sang, est tantôt la cause et tantôt l'effet de bien des hémorragies.

L'action de l'air animal, dans ces maladies, a été reconnue par de bons observateurs. Lancisi la prouve par des faits dans son traité *de mortibus simultaneis;* Littre traite, dans un même article, *des points de côté, des tumeurs venteuses et des pertes de sang* (1), disant que cet assemblage de matières n'est bizarre

(1) Académ. R. des scienc. 1714.

qu'en apparence; Malouin attribue à l'expansion de
cet air *certaines difficultés de respirer*, *quelques*
maladies de vents et beaucoup d'hémorragies J'ose
dire que ces grands praticiens n'ont rien avancé qui
ne soit confirmé par l'expérience journalière et par
des preuves de différens ordres.

1°. La peau est ordinairement sèche et la transpiration
nulle dans les hémorragies; elles cessent quand la
sueur s'établit (2).

2°. Le sang est souvent très-écumeux. Cette particularité a été remarquée par Leich : ayant fait
saigner un hémopthisique, *sanguis eductus*, dit-il,
fuit tantopere spumosus ! haud adhuc similem vidi (5).

3°. Les malades se plaignent presque toujours de ces
douleurs tensives, soubresauts, ondulations, etc. en
divers endroits de l'habitude du corps, dont j'ai souvent
parlé, et toujours c'est à des vents renfermés et mus
dans ces parties qu'ils les attribuent, à moins qu'ils
n'aient appris des médecins à regarder ces sensations
comme trompeuses.

4°. Des flatuosités dans le tube alimentaire ne
tardent pas à se manifester. Leur coexistence avec
les hémorragies est reconnue par tous les observateurs
attentifs : Stahl et Fr. Hoffmann en font une mention
expresse. Je regarde cette dérivation de la substance
gazeuse comme l'effet d'un effort salutaire du principe
vital. Elle donne souvent lieu à des épanchemens
séreux, bilieux ou muqueux dans le canal des premières
voies. Un aphorisme d'Hippocrate nous apprend que

(2) Académ. R. des scienc. 1747.
(3) *Phthisiolog. lancastr. part. II, cap. I, observ. 2.*

le ventre s'humecte aux approches de la convalescence dans les fièvres hémorragiques (4). Peut-on douter que ce ne soit là l'origine de la saburre, dont il n'y a souvent pas le moindre indice avant les hémorragies, dans leur début ni dans leur *état*, et qn'on observe presque toujours, malgré la diète la plus rigoureuse, dans leur déclin ou après leur cessation ?

5°. On voit tous les jours les hémorragies donner lieu à des maladies venteuses plus ou moins graves (5).

6°. Si l'expansion de l'air animal est réellement une cause fréquente d'hémorragies, ces maladies doivent être plus communes lorsque le poids de l'athmosphère diminue. Or, c'est précisément ce qui arrive et dont on trouve une infinité d'exemples dans les auteurs (6).

7°. Les faits suivans prouvent que l'hémorragie elle-même donne lieu à l'évolution de l'air animal, et peut devenir tour-à-tour effet et cause. Lancisi, Van-Swieten, Storck, etc. observent que les grandes hémorragies, comme leur suppression, sont suivies de maladies venteuses.

Littre a trouvé dans le cadavre de personnes mortes d'hémorragies, les vaisseaux entièrement vides de sang et remplis d'air (7).

Lieutaud décrit, sous le nom d'*anœmie*, une maladie de langueur causée par la *paucité* du sang, après de longues abstinences ou de grandes hémorragies,

(4) Sect. IV, aphor. 27.
(5) V. entr'autres Van-Swieten, *comment.* 1493.
(6) Particulièrement dans Mead, *de imper. sol. et lun.*, etc.
(7) Académ. R. des scienc. 1704.

et dit avoir trouvé beaucoup d'air dans les vaisseaux
sanguins des cadavres.

Mery, ayant piqué la veine cave d'un chien vivant,
au dessus des émulgentes, vit qu'à proportiun qu'elle
se vidait de sang, elle se remplissait de bulles d'air,
qui y abordaient avec le sang que lui transmettaient
ses racines (8).

Les observations suivantes m'ont paru propres à
répandre un nouveau jour sur cette matière.

Observation X I I.

M. Amielh, âgé de 5o ans, fatigué, depuis plus
de vingt années, d'une toux habituelle, qui, le matin,
amenait des crachats puriformes, essuya une hémoptysie très-forte en 1778. Il en guérit; mais il récidiva
en 1782, tomba dans la phthisie, et mourut un an
après. Durant le cours de ces deux hémorragies,
j'eus plusieurs fois l'occasion d'observer des signes
de l'expansion de l'air animal. Des soubresauts et
trémoussemens sous la peau précédaient toujours le
retour de l'hémorragie ; aussitôt qu'elle commençait,
l'abdomen se gonflait douloureusement Les soubresauts
sous les tégumens et la perte de sang étaient beaucoup
plus considérables quand le baromètre baissait. Quand le
bas ventre se gonflait plus qu'à l'ordinaire, il n'y avait
presque pas d'hémorragie, et le malade rendait ensuite
une grande quantité de vents. C'est même de cette
manière que le crachement de sang cessa chaque fois.

Ne peut-on pas conjecturer, d'après l'ordre et la

---

(8) Académ. R. des scienc. 1707.

succession de ces phénomènes, que quand la vapeur
aëriforme trouve un passage libre dans le tube alimentaire, les hémorragies dont le siège est dans
une autre partie, diminuent ou cessent, parce que
le ressort de ce fluide se déploie alors dans un sens
plus favorable? On explique très-naturellement par là
les effets, quelquefois prompts et subits des huiles
à hautes doses, inintelligibles dans toute autre théorie;
ceux des émétiques, sur lesquels Cullen ne propose
que des idées vagues, des purgatifs, que Sydenham
donnait dans le fort des hémorragies nasales, *in ipsâ*
morbi acme, et qui guérissent quelquefois comme
par enchantement. Les succès qu'on obtient quelquefois
dans les hémorragies, de l'air froid et des boissons
froides, même à la glace, dont Cullen convient aussi,
ne sachant comment les expliquer, ne doivent-ils pas être
rapportés à la condensation et fixation de l'air animal?
Les phénomènes de l'observation précédente m'en
rappelèrent de semblables, observés en 1768, dans
une hémoptysie dont fut atteinte mademoiselle Marie
Couture, fille âgée de 35 ans, maladie qui commença
et finit avec le flux menstruel. La malade sentait
par fois l'action d'une force expansive interne, suivie
de soubresauts et de palpitations sous les tégumens.
Le crachement de sang et le flux menstruel redou-
blaient alors. Il survenait ensuite des tranchées plus
ou moins vives, bientôt suivies du gonflement du
bas ventre et d'une grande émission de flatuosités.
Au déclin de la maladie, ce gonflement et cette
émission étaient beaucoup plus considérables. Ces
deux symptômes persistèrent encore plusieurs jours
après la cessation des deux excrétions sanguines.

Observation XIII.

Le fils d'Alard, boulanger, âgé de dix ans, languissait, depuis quinze mois, des suites d'une petite vérole discrette maligne, qui avait été accompagnée de convulsions pendant toute sa durée. En octobre 1781, il vomit beaucoup de sang, d'abord noirâtre et coagulé, puis liquide, vermeil et très-mousseux. Je le visitai le dixième jour de cette maladie : le vomissement se répétait encore plusieurs fois chaque jour; le malade était très-faible, le pouls, assez plein, s'éclipsait pour peu que je comprimasse l'artère; la rate, considérablement tuméfiée, cédait aisément à la pression. Je prescrivis un oxycrat léger pour boisson ordinaire, et des panades acidulées pour nourriture; des lavemens procurèrent des déjections d'un sang vermeil, très-écumeux, sans la moindre fétidité. Le vomissement de sang fut dès lors plus rare et plus modéré. Il était toujours précédé d'un mouvement de palpitation qui, du fond de l'hypocondre gauche, aboutissait à l'épigastre. Dès que le vomissement cessait, l'estomac se gonflait subitement comme un ballon, et des vents s'échappaient sans interruption par la bouche pendant plus de demie-heure. Cet accident, toujours précédé de la palpitation, se montra encore plusieurs jours et plusieurs fois chaque jour après la cessation de l'hémorragie. La rate reprit peu à peu son volume naturel, et le malade se rétablit parfaitement.

Si nous considérons ces divers phénomènes, non isolément, mais dans leur ensemble, ils montreront, je pense, assez clairement, qu'il s'était fait une

8 *

congestion de sang dans la rate; qu'une substance
gazeuse s'en était dégagée, comme dans une tumeur
flatueuse de ce viscère, observée par Galien (9);
que l'un et l'autre fluide pénétraient à diverses reprises
dans l'estomac, par la route connue des vaisseaux
courts, ou par celle des capillaires sanguins com-
muniquant entre ces deux organes. La structure de
la rate favorise singulièrement la stagnation du sang
et l'évolution de l'air. L'observation suivante peut faire
conjecturer que le gaz animal se dégage aisément
dans le système de la veine porte : un homme reçoit
un coup d'épée entre le cartilage xyphoïde et l'ombilic;
le scrotum devient gros comme la tête, avec des
signes de pneumatocèle; le blessé meurt douze heures
après; Monro ouvre le cadavre; il trouve l'abdomen
plein de sang extravasé, sorti d'une ouverture faite
à la veine porte; la plupart des veines et une grande
partie du tissu cellulaire du bas ventre étaient gorgés
d'air, de même que le scrotum (10). J'observerai que
le pneumatocèle, fausse hernie commune chez les
enfans, est inexplicable dans l'hypothèse de la fixité
de l'air animal.

Houlier nous apprend que, dans l'obstruction de
la rate, *pudenda turgent à spiritu flatulento* (11).
La structure des corps caverneux du membre viril,
ressemble beaucoup à celle de la rate. On retrouve
ici l'évolution de l'air animal : Tissot a vu des cas
où l'érection était sensiblement l'effet d'un air dégagé

(9) *De arte curandi ad glaucon.*
(10) Mémoir. de la Sociét. de médec. d'Edimbourg, tom. V.
(11) *De morbis internis.*

de la masse du sang; il avertit que ces faits sont beaucoup moins rares qu'on ne croit, et que, si on ne les a pas remarqués, *c'est plutôt faute d'observateurs que d'observations* (12). Galien avait attribué le priapisme à l'introduction de l'*esprit flatueux* dans cet organe, et il décrit une palpitation du penis produite par cette cause (13). On trouve dans Zacutus, Roderic à castro, Donatus, Schenkius, etc. divers cas de flatuosités rendues par l'urèthre. On a avancé gratuitement qu'une plaie ou un ulcère avait établi une communication entre la vessie et le rectum; mais de telles lésions ne peuvent être soupçonnées dans un fait curieux communiqué à la Société de médecine de Marseille par M. Niel, l'un de ses membres les plus distingués. Il s'agit d'un homme jeune et vigoureux nouvellement marié, qui, s'étant livré à de grands excès avec une épouse tendrement aimée, ne rendait que des vents par l'urèthre au moment où le sperme aurait dû sortir; celui-ci coulait ensuite lentement et sans plaisir. Le seul usage des délayans, des bains, et plus de modération dans les plaisirs de l'amour ont suffi pour dissiper cette incommodité. La flagellation, selon Thouvenel, est une cause d'évolution de l'air animal, et l'on sait l'usage qu'en font certains hommes qui ont besoin d'exciter une nature trop paresseuse par des moyens factices.

Dans les observations de la première partie, j'ai pu donner comme preuves décisives de l'action du gaz animal, l'emphysème, la pneumatose ou quel-

---

(12) Onanism. trois. édit. pag. 247.

(13) *De locis affect.* lib. *VI. cap. ultimo.* Aetius rapporte des faits semblables.

qu'autre signe équivalent, cas extrêmes qui, quoique rares, nous mettent sur la voie de tous les autres, comme je l'ai dit d'après Fontenelle. Ces accidens doivent se rencontrer bien plus rarement encore dans les hémorragies, par la raison qu'une grande partie du fluide aëriforme s'échappe au dehors avec le sang. Le cas suivant est le seul où j'ai vu l'hémorragie accompagnée de pneumatose.

Observation XIV.

L'épouse de M. Ricard, âgée de 36 ans, d'un tempérament sanguin, habitant une terre que son mari possédait à une lieue de Martigues, avorta, le premier novembre 1783, dans le troisième mois de sa grossesse. La perte de sang fut considérable, et dura près d'un mois, diminuant peu à peu. Elle avait cessé lorsque cette dame, s'étant beaucoup échauffée, fit une chûte en plein air, le 4 décembre, et demeura quelque tems exposée à un vent froid de nord-ouest. Peu d'heures après, la perte de sang revint avec violence. Je fus appelé le lendemain : la malade se plaignait d'une douleur tensive à la partie postérieure latérale gauche du cou, qui avait principalement ressenti l'impression du vent. J'examinai cette partie, et je trouvai la peau enflée, de couleur naturelle, cédant à la pression, mais élastique, avec un frétillement sourd. Cette pneumatose s'étendait depuis l'apophyse mastoïde jusqu'à l'omoplate. La malade sentait en divers points de l'habitude du corps, des palpitations, trémoussemens, ondulations, etc. après ces mouvemens, la pneumatose devenait plus sensible ; l'hémorragie utérine redoublait ; il survenait ensuite des tranchées plus ou moins vives, et des vents s'échappaient impétueusement, ce qui était suivi de la diminution de la perte de sang, ainsi que de la douleur et de l'enflure du cou. L'huile d'amandes douces et l'eau de poulet calmèrent les coliques; l'émission des vents devint presque continuelle; la malade sua légèrement, la pneumatose disparut, et l'hémorragie cessa le troisième jour.

Le flux menstruel étant une hémorragie naturelle, ne peut-on pas soupçonner avec Werlhoof, qu'il est dû à l'expansion de l'air animal? L'observation clinique vient à l'appui de cette conjecture. J'ai déjà remarqué, d'après Malpighi, que les phénomènes des maladies nous éclairent beaucoup mieux que ceux de la santé, sur l'usage des organes et le mécanisme des fonctions; l'uterus en offre la preuve : j'ai rapporté plusieurs observations qui démontrent l'action d'un fluide aëriforme dans la suppression des règles; un grand nombre de faits de pratique prouvent que l'uterus doit être regardé comme un émonctoire par lequel une portion de l'air animal tend à s'exhaler, soit dans l'état de santé, où les femmes transpirent moins que les hommes, soit dans certains cas de maladies. Sauvages parle d'une femme mal réglée, qui éprouvait chaque mois une tympanite utérine passagère. On connaît les observations de Levret sur les *rots utérins*, qui terminent la *suffocation hystérique* des accouchées. Le *crepitus uterinus* était même connu des anciens et fait le sujet d'une épigramme de Martial (14). Les moles venteuses ne sont pas

---

(14) Cette incommodité a été observée à Marseille par deux médecins d'un rare mérite, MM. Reydelet et Niel. Celui-ci

toujours le produit de la putréfaction, comme Astruc le prétend, puisqu'on a vu des femmes jouir d'une bonne santé en les portant et après s'en être débarrassées (15). Les vésicules des moles hydatidiques ne contiennent quelquefois que de l'air (16). Storck a observé que la suppression des menstrues donne

---

a bien voulu me permettre d'insérer ici son observation, qu'il a rédigée lui-même à ma prière. » Les éruptions venteuses » par les parties de la génération, chez les femmes, sont » beaucoup moins rares qu'on ne pense; les femmes lascives » y sont très-sujètes pendant le coït, et Martial n'est pas le » seul qui en ait fait l'observation.... L'éruption des vents » par la matrice (œdopsophia uterina), est l'un des symptômes » de la tympanite utérine, et j'en ai vu des exemples. Elle » est également liée à d'autres affections, comme on peut en » juger par le fait suivant :

» Une fille de 25 ans, hystérique au plus haut degré, et » dont la maladie a parcouru dans l'espace d'un an et demi, » toute la série des symptômes qu'elle peut offrir, a joui, » vers la fin de décembre dernier d'une intermission de neuf » à dix jours. Le 4 janvier, sur le point d'être renvoyée de » l'hôpital, elle a éprouvé deux accès violens : ces accès, qui » commençaient par la rougeur de la face, la chaleur vive de tout » le corps, des mouvemens convulsifs de tous les membres, » étaient suivis d'un gonflement considérable du bas ventre, » avec douleurs très-vives dans la région hypogastrique. Ce » gonflement et ces douleurs, dont la durée était variable, se » terminaient par une éruption très-sonore par le vagin, pendant » laquelle j'ai appris que la malade éprouvait une sensation » très-délicate. Cet état a duré dix-sept jours, et s'est insensi- » blement effacé, pour faire place à d'autres symptômes nerveux. »

(15) Voy. Valesc. de Tarent. *Philon. lib. VII. cap. XV.* Zacutus lusit. *Prax. admir. lib. II. obs. XI.* Histor. morbor. wratislav. pag. 372, etc.

(16) Tulp. *Obs. med. lib. III.* observ. 227.

souvent lieu à l'enflure flatueuse de l'abdomen, lors
même qu'on ne peut pas accuser la trop grande
quantité de sang (17); ce que j'ai eu mille occasions
de vérifier. Daniel Hoffmann a vu des emphysèmes
après la suppression des lochies (18). Hippocrate
parle de la *flatulence* de l'utérus, et la regarde comme
une cause d'avortement. M. Larrey, savant chirurgien
de Nîmes, a publié, dans les Annales de la Société
de médecine pratique de Montpellier, des observations
très-intéressantes sur des accouchemens rendus labo-
rieux par de l'air renfermé dans la matrice. Il pense
que ce fluide était celui de l'athmosphère, introduit
dans la cavité de cet organe. Je ne saurais être de
son avis à cet égard, et je ne vois pas dans quel
moment cette intromission aurait pu se faire. D'après
les faits précédens, il n'est guère douteux que le
fluide aëriforme venait des parois même de l'utérus;
ce qui est encore confirmé par les faits concernant
les fœtus emphysémateux, morts avant ou après leur
naissance. La mère, pendant sa grossesse, avait eu
la peau dans le même état; et cette enflure flatueuse
avait disparu après l'accouchement (19). J'ajoute que
la plupart des symptômes de la grossesse se déduisent
naturellement de la rétention d'une substance gazeuse
et de son reflux vers le tube alimentaire.

Rien n'est si connu que la correspondance intime
des mammelles avec l'utérus. Hippocrate arrêtait les
hémorragies utérines par l'application des ventouses

---

(17) *Annus med. II.* pag. 192.
(18) *De aere microcosmico factitio.*
(19) Klein, *interp. clinic.*

9

sur le sein. Je ne connais, parmi les modernes,
que Vacca Berlinghieri qui ait employé ce moyen (20).
Les anciers pensaient que la ventouse donne issue
à l'*esprit flatueux;* la chimie ne s'est point encore
occupée de cet objet; mais il est probable que les
mammelles sont un autre émonctoire du gaz animal,
succédané de l'utérus, et la pathologie vient encore
ici éclairer la physiologie. Roderic à castro a fort bien
décrit, et j'ai observé fort souvent un gonflement
flatueux, une vraie pneumatose des seins, dans le
cas de menstruation difficile et dans d'autres circonstances. L'enflure élastique des mammelles qui précède
et accompagne la vraie charge de lait, m'a toujours
paru en grande partie flatueuse. L'usage des mammelles, dans les animaux mâles, où elles semblent
si inutiles, serait-il de donner issue à une substance
gazeuse ?

La saignée peut être regardée comme une hémorragie
artificielle. D'après l'expérience citée de Mery, qui
était une saignée véritable, on doit penser qu'elle
peut donner lieu à l'évolution de l'air animal, tantôt
nuisible, tantôt et sans doute plus souvent utile. La
saignée, comme on sait, est très-souvent suivie d'une
bonne sueur, ou bien le pouls, prenant le mode
intestinal, le fluide aëriforme commence d'obéir à sa
tendance particulière vers les premières voies. Il me
semble que cette dernière direction est beaucoup plus
sensible après la saignée au pied, dont les effets
révulsifs tiennent peutêtre à cette cause.

___

(20) Acad. Berolin. t. VI.

CHAPITRE II.

Maladies nerveuses.

Soit qu'on restreigne la signification de ce mot aux affections vapoieuses, soit qu'on l'applique à toutes celles où l'action des nerfs et des muscles est excessive ou déréglée, l'existence du gaz animal se manifeste d'une manière plus ou moins sensible dans les maladies. Les flatuosités sont un symptôme presqu'inséparable des vapeurs : les galénistes les attribuaient à la rétention de l'*esprit flatueux* ; les modernes prétendent qu'elles se forment exclusivement dans les premières voies, et qu'elles sont toujours l'effet du spasme ou des mauvaises digestions. Les réflexions et observations suivantes feront juger si la médecine n'est pas rétrograde à cet égard.

1°. La transpiration est dérangée, dans ces maladies, non seulement dans les paroxysmes, qu'accompagnent pour l'ordinaire la constriction de la peau, des frissons et quelquefois un froid glacial, mais dans les intervalles. Tissot observe que la peau des personnes vaporeuses est ordinairement sèche et rude, et que presque généralement l'excrétion cutanée se fait mal chez elles (1). M. Revillon établit, d'après des observations faites sur lui-même, que l'intensité des symptômes vaporeux est toujours en raison du mauvais

_____

(1) Traité des nerfs et de leurs maladies, chap. VI. art. IV. §. 272.

état de la transpiration, et ne craint pas d'en regarder la suppression ou la diminution notable, comme la cause unique des vapeurs. On sait combien la vie sédentaire et la tristesse la dérangent, et quelle influence elles ont sur les affections vaporeuses; que l'exercice est le préservatif et le spécifique de ces maux; que les vapeurs sont plus fréquentes dans l'automne et l'hiver, etc. Sanctorius, après avoir observé que l'arrêt de la transpiration cause des palpitations et des vents, ajoute que la cure des mélancoliques consiste à la rétablir par des bains fréquens, ce qu'Alexandre de Tralles avait déjà remarqué.

2°. » Étant sujet aux maux de nerfs, dit Whytt, » j'ai fréquemment expérimenté qu'il y avait une » dépendance, une vraie connexité entre les vents » que je sentais dans les premières voies, et les » douleurs que je sentais aux jambes ou aux pieds. » J'éprouvais même quelquefois une sensation incom- » mode, comme si des vents eussent passé et repassé » dans les parties qui sont entre celles que je viens » de nommer. » (2). Cette observation d'un auteur qui ne soupçonnait pas même l'existence du gaz animal, devient frappante, si on considère que les vaporeux sont sujets à des enflures flatueuses observées, par Sydenham, Raulin, Pomme, etc. Celui-ci, à qui on ne peut refuser beaucoup d'expérience et la gloire de nombreux et brillans succès, obtenus dans les maux de nerfs, rappporte diverses observations qui prouvent incontestablement la rétention d'un fluide aériforme, et l'effort qu'il fait pour s'échapper au dehors. J'ai

(2) Maladies des nerfs, trad. de l'anglais, tom. I. pag. 475.

été surtout frappé de celle où il s'agit d'une personne
chez qui la vapeur gazeuse se fesait jour impétueusement et tout-à-la-fois par la bouche, l'anus, la
matrice et la vessie. Il atteste que les vaporeux sur-
nagent dans le bain, ce qu'il croit ne pouvoir attribuer
qu'à un air élastique disséminé dans les interstices
des fibres, et c'est, dit-il, un bon signe lorsqu'ils
commencent de plonger. On peut rapprocher ces
observations intéressantes des expériences de M.
Senebier (3) sur les feuilles des plantes, *qui sur-
nagent l'eau tant qu'elles reçoivent de l'air fixe,
qu'elles élaborent en air pur, et qui tombent au fond
dès qu'elles cessent d'en recevoir.*

3°. Les dérangemens des fonctions de la matrice
sont une cause de vapeurs si fréquente, que les
anciens n'en connaissaient guère d'autres chez les
femmes. Or, on a vu, dans le chapitre précédent,
que ces dérangemens entraînent diverses affections
flatueuses. J'ajoute que la passion hystérique se termine
quelquefois par l'évacuation d'une eau très-chargée
d'écume (4). Baillou parle d'une mère et d'une fille
hystériques, tourmentées par une vapeur flatueuse
qui causait des *symptômes incroyables*, enflant prodigieusement les parties où elle se portait; les mains,
entr'autres, devenaient grosses comme la tête (5).

4°. Les hémorragies disposent singulièrement aux
vapeurs, et l'on a vu qu'elles sont la cause ou l'effet
de beaucoup d'affections flatueuses.

---

(3) Recherches sur l'influence de la lumière solaire, etc.
pag. 227.
(4) Klain, *interpr. clinic.*
(5) Tom. I. pag. 165. 166.

5°. On donne communément l'épithète de bizarres
aux maux de nerfs, à cause de leur genie protéiforme ,
de la soudaineté, de la fugacité et des variations
infinies de leurs accidens. Cependant, à proprement
parler, rien n'est bizarre dans la nature; les phénomènes
les plus extraordinaires sont tout aussi réguliers que
les plus communs; l'idée de bizarrerie n'est enfantée
que par notre ignorance, et des lumières nouvelles
rattachent sans effort les faits singuliers à la chaîne
de tous les autres. J'aime à penser que la doctrine
du gaz animal procurera, du moins en partie, cet
avantage relativement aux maux dont il s'agit. Ce
fluide s'insinue aisément dans le tissu cellulaire ,
organe universel, qui enveloppe les nerfs, comme
toutes les autres parties; or, on sait combien le
contact de l'air leur est nuisible (6); celui des autres
fluides aëriformes n'exercerait-il sur eux aucune
action fâcheuse ? On a vu , en outre, plusieurs exemples
de la rétention ou du reflux du fluide expansif dans
les vaisseaux sanguins; si à tous les désordres qui
résultent de cette double cause, on ajoute ceux qu'occa-
sionne la réaction du principe vital , on concevra
aisément cette étonnante variété de symptômes, ces
anomalies étranges que présentent les vapeurs.

6°. La tendance particulière de l'air animal vers
le tube alimentaire, nous fournit encore l'explication
la plus simple et la plus claire de tous les accidens
qu'éprouvent l'estomac et les intestins dans les maux
de nerfs. Les lésions de leurs fonctions ne prouvent

(6) *Cum nervi aere tacti necessariâ pereant.* Haller. *Elem.*
physiol. Tom. V. pag. 290.

point qu'ils soient le siège propre du mal, comme divers auteurs l'ont prétendu; Willis a fort bien jugé qu'ils ne sont affectés que secondairement. Ce n'est pas tout, l'irruption du fluide aëriforme dans le canal des premières voies, donnant lieu à celle des humeurs qu'il trouve sur son passage, on voit d'abord la raison des évacuations, quelquefois excessives, qui surviennent si souvent dans les paroxysmes vaporeux, lors même qu'aucun signe de saburre n'existait auparavant.

Quiconque pesera et comparera ces faits avec un esprit dégagé de toute prévention, trouvera peutêtre la doctrine des anciens assez bien fondée. Les observations suivantes m'ont paru lui être très-favorables.

Observation XV.

Une femme âgée de 56 ans, assez robuste, s'étant couchée en bonne santé, le 10 septembre 1778, et ayant dormi quatre heures d'un sommeil tranquille, ouvrit la fenêtre de sa chambre à deux heures, se recoucha sans l'avoir exactement fermée, et dormit encore trois heures, exposée à un vent très-frais. Elle se réveilla dans un état qui lui permit à peine d'appeler du secours, se plaignant d'un mal-aise extrême, d'un vertige violent et d'une grande faiblesse. Ces accidens augmentant d'un moment à l'autre, je fus appelé; je la trouvai presque sans connaissance, avec un pouls faible et intermittent, la machoire inférieure contractée, et le bas ventre prodigieusement enflé. Je prescrivis des frictions sèches avec des linges chauds, des fomentations sur l'abdomen et une potion cordiale avec la liqueur minérale anodyne. Les flatuosités commencèrent bientôt à se faire jour par la bouche; le bas ventre étant un peu désenflé, on donna des demi-lavemens d'infusion de camomille. L'émission des vents devint continuelle; l'abdomen se désenfla ; les autres symptômes fâcheux disparurent; le pouls reprit sa force et son rythme naturel ; la sueur s'établit, et dura jusqu'au lendemain. Il ne restait plus alors qu'une stupeur dans les jambes. Mais quoique cette personne n'eût jamais eu de vapeurs auparavant, elle fut tourmentée près d'un mois par des frissons, des palpitations dans les muscles, des vertiges, des flatuosités et quelquefois par le *globe hystérique*. Ce dernier accident s'annonçait par des *vents* qui oscillaient en divers points de l'habitude du corps; l'émission des flatuosités terminait le paroxysme. Les jambes offrirent durant quelques jours une enflure élastique depuis les malléoles jusqu'aux mollets. Le retour des règles, le mois suivant, dissipa toutes ces incommodités.

Voilà un exemple d'une affection vaporeuse accidentelle et passagère, où la répercussion du gaz animal se montre sensiblement. Elle nous fait voir comment le dérangement de la transpiration donne lieu aux maux de nerfs, et nous fait juger que les causes qui la troublent, agissant longtems et sur un corps mal disposé, produisent des vapeurs plus durables et habituelles.

Observation XVI.

M. de Pradine, ancien intendant de Corse, mort, depuis quelques années, à l'âge de 70 ans, était sujet, depuis celui de 40 , à des attaques de vapeurs très-graves et très-longues, toujours occasionnées par la vive impression d'un air froid ou humide. Elles

débutaient par l'enchifrénement, par des frissons et
par une colique d'estomac vive et subite, avec gonflement de l'épigastre et difficulté de respirer, suivis
de borborygmes et de déjections mousseuses. Après
cette première bourasque, le malade tombait dans
un état de tristesse et d'abattement; il était très-sensible
au froid, et grelottait auprès du feu; il sentait des
tiraillemens, des douleurs tensives ou pongitives,
des soubresauts en divers lieux de l'habitude du corps.
Quand le baromètre baissait de plusieurs lignes en
peu d'heures, les symptômes augmentaient tout-à-coup;
le malade tremblait de tous ses membres; la face
était agitée de mouvemens involontaires; peu après,
des borborygmes extraordinaires étaient suivis d'une
longue émission de vents; ce qui amenait un peu
plus de tranquillité.

Hippocrate décrit, sous le nom de *gravis morbus* et de *morbus ructus ciens*, des maladies qui
sont de vraies affections vaporeuses. Elles offrent
plusieurs symptômes analogues à ceux que je viens
d'exposer, et d'autres qui pareillement semblent ne
pouvoir dépendre que d'un fluide expansif, tendant
à s'échapper et retenu quelque tems.

Observation XVII.

L'épouse de M. Préville le Roi, commissaire aux
classes de la marine à Martigues, âgée de 40 ans,
ayant demeuré longtems exposée à un vent frais,
pendant qu'elle suait, en juillet 1780, fut attaquée
d'un gros rhume, avec flatuosités, constriction spasmodique de la gorge et autres symptômes nerveux.
Elle tomba ensuite dans un état vaporeux habituel,

10

dont les paroxysmes, d'abord très-fréquens, puis de plus en plus éloignés, étaient marqués par les symptômes suivans : après des frissons et des douleurs tensives dans les tégumens, la malade se plaignait d'un trouble et d'une agitation extrêmes; elle disait que son sang *bouillonnait :* les veines extérieures se gonflaient énormément; la face était très-rouge, les yeux proéminens, la respiration difficile, le pouls fréquent, petit, intermittent. Bientôt une infinité de *dards*, disait-elle, *s'élançaient de toutes parts dans le ventre*, qui s'élevait brusquement à plusieurs reprises, et s'affaissait alternativement par une immense explosion de flatuosités. L'agitation interne cessait alors, et tout rentrait dans l'ordre naturel.

Il faudrait être bien prévenu pour ne pas voir ici l'expansion de l'air animal, les vains efforts qu'il fesait pour s'exhaler par la peau, et son reflux vers le tube alimentaire. Ici, il abordait seul dans ce canal; dans l'observation précédente, il y entraînait diverses humeurs; cette différence, plus importante qu'on ne pense, a lieu dans beaucoup d'autres maladies, et j'aurai plus d'une occasion d'en parler encore.

Observation XVIII.

J'ai traité, en 1786, la veuve Julien, âgée de 36 ans, vaporeuse depuis plusieurs années. Les accès étaient devenus plus fréquens et plus forts, les symptômes les plus ordinaires étaient la constriction spasmodique, l'ardeur et la sécheresse de la gorge, des tiraillemens dans les membres, des bâillemens fréquens, le gonflement passager, mais souvent répété de l'abdomen, un mal-aise habituel, une douleur sourde

à l'épigastre. Tous ces symptômes se calmaient, lorsqu'il
se fesait par la bouche une grande émission de vents.
Aux approches des règles, la malade sentait dans
tout le corps, un mouvement expansif, qu'elle com-
paraît à celui des fanons de baleine qu'on lâche après
en avoir rapproché les extrêmités. Ce mouvement
était suivi d'un *bouillonnement* interne, avec palpitation
de cœur et difficulté de respirer; les veines externes
se gonflaient; les seins prenaient un volume au moins
triple. Quelque tems après, le ventre enflait, des
vents commençaient à s'échapper, et se succédaient
presque sans interruption pendant une demie-heure;
après quoi la malade était assez tranquille pendant
quelques jours. Cette femme a la peau du visage,
du cou, des bras, parsemée d'écailles farineuses. Elle
fut considérablement soulagée par un long usage du
petit-lait et des bains.

Cette observation vient à l'appui de ce que j'ai avancé
relativement au rôle du gaz animal dans le flux
menstruel, et à sa tendance vers les mammelles. Pour
ne pas trop fatiguer le lecteur par des répétitions
fastidieuses, je ne multiplierai pas davantage les observations. On en trouve de semblables dans la plupart
des ouvrages sur les maladies nerveuses, et s'il
fallait en rapporter un plus grand nombre, je ne
serais embarrassé que du choix. J'ajouterai seulement
quelques réflexions sur la théorie et le traitement des
vapeurs.

Aucune maladie n'a été le sujet de plus de con-
troverses, aucune n'a donné lieu à des opinions plus
différentes, ou pour mieux dire, plus opposées, soit
pour l'étiologie, soit pour les moyens curatifs; car
tandis que des médecins d'un grand nom n'accusent

10 *

que la faiblesse, et ne prescrivent que des toniques;
d'autres, non moins recommandables, voient partout
un excès de rigidité, et rejètent tout autre remède
que les humectans. Une opposition si marquée, il
faut en convenir, fait tort à la médecine, et donne
beau jeu à ses détracteurs. Il est tems que ce scandale
cesse, et je crois que ce sera par le retour à la
doctrine des anciens. Il est certain que les deux méthodes
contraires ont eu tour-à-tour de bons et de mauvais
succès, et que les hypothèses sur lesquelles on les
a fondées, ne pèchent qu'en ce qu'elles sont exclusives.
Quoiqu'aient pu dire les antagonistes de M. Pomme,
sa méthode réussit très-souvent, et même dans la
plupart des cas, du moins dans nos contrées. Mais
j'ajouterai avec la même franchise, que je l'ai vue
quelquefois inutile et même nuisible, et que les
toniques et les anti-spasmodiques chauds, comme le
kina, la gentiane, la valeriane sauvage, le castoreum,
le musc, les feuilles d'oranger, la rhue, etc. réus-
sissaient fort bien alors. La cause prédisposante des
vapeurs, ne consiste-t-elle pas tantôt dans l'état de
la fibre tendre et d'un sang lâche et peu consistant,
tantôt dans la rigidité des fibres, et la sécheresse des
liqueurs? Mais qu'y a-t-il donc de commun entre ces
deux constitutions opposées, qui puisse les rendre
presqu'également sujètes aux maladies nerveuses? Ne
serait-ce pas que l'air animal se dégage trop aisément
dans la première, et s'exhale trop difficilement dans
l'autre? Cette supposition n'est point gratuite, elle
est au contraire fondée sur une infinité d'observations.
On conçoit fort bien par elle, les effets des divers
traitemens, elle rend plus lumineuses les règles qui
doivent les diriger. Mais le plan que je me suis

prescrit, m'interdit ces détails, et je me borne, dans cet écrit, aux résultats immédiats de l'observation, ou si je me permets quelques conjectures, je les donne pour telles, dans l'intention de provoquer des expériences ou des observations capables de les con- firmer ou de les détruire.

Je passe aux maladies spasmodiques ou convulsives. Galien, dans plusieurs de ses ouvrages, et particuliè- rement dans celui *De methodo medendi*, distingue deux sortes de convulsions; les unes qu'il nomme *synolke*, causées par l'*esprit flatueux*, dont l'ex- pulsion ordinairement facile, rend le mal moins dan- gereux; les autres, déterminées par des causes moins amovibles et plus redoutables. Mais quoique la rétention du gaz animal ne soit pas la cause principale de celles-ci, ce fluide ne laisse pas d'y agir fort souvent, soit comme cause conjointe, soit comme effet im- médiat, qui, à son tour, produit des effets secondaires très-remarquables. Cette assertion est fondée sur les considérations suivantes.

1°. La suppression brusque de la transpiration est une cause très-fréquente des maladies spasmodiques. Le beriberii et le tetanos, dans l'Inde, sont occasionnés par un vent frais après de grandes chaleurs (7). Le tetanos endémique dans la Caroline, est causé par le froid de la nuit (8). Toutes les causes qui

(7) Bontius, *de medecin. indor.* Voy. surtout *schol. ad obserw.* 15.

(8) Recherch. et observ. de la Societ. médic. de Londres, tom. I. art. XII. Voy. aussi Morgagni, de sedib. etc. *Epist.* X. art. 5, où il parle de trois hommes attaqués de tetanos, pour s'être exposés à l'air froid, étant pris de vin, *more calentes.*

dérangent l'excrétion cutanée, l'eau froide, un vent froid, un tems humide et nébuleux, une frayeur, un saisissement subit, etc, excitent ou renouvellent les paroxysmes; ajoutez les variations des qualités sensibles de l'air, l'influence des saisons, etc.

2°. On convient généralement que les convulsions des animaux dans le vide de la machine pneumatique, sont dues à l'expansion de l'air animal.

3°. La suppression des hémorragies donne souvent lieu aux convulsions (9), et les grandes hémorragies produisent le même effet.

4°. Les convulsions sont annoncées par des urines écumeuses (10).

5°. Les flatuosités sont un des symptômes ordinaires des convulsions, et plus souvent encore le prélude ou la suite de leurs paroxysmes.

6°. L'emphysème se joint souvent aux convulsions causées par les poisons (11). On a même vu cet accident produit par des substances non vénéneuses. Le docteur Alexander a guéri, avec l'ipécacuanha, un emphysème causé par une grande dose de nitre, avalée par mégarde; emphysème que M. Fouque attribue à la perversion des oscillations du tissu cellulaire, d'où résultait le dégagement de l'air contenu dans les humeurs dont ce tissu est abreuvé. Voyez sa belle dissertation *De corpore cribroso.*

Mais ce n'est point assez d'indiquer l'action du fluide aëriforme dans les convulsions en général;

---

(9) Hippocr. *Prorrhet.* lib. I. §. 151.
(10) Ibid. §. 113.
(11) Wepfer, *de cicut. aquat.*

particularisons la question, et sans entrer dans des
détails qui nous méneraient trop loin, prenons pour
exemple l'épilepsie, qui est, pour ainsi dire, la
maladie convulsive par excellence. Hippocrate, comme
on sait, la fesait dépendre de l'irruption de l'*esprit*,
ou vapeur flatueuse dans le cerveau. M. Saillant a
vérifié cette théorie, en s'assurant, par une suite
d'expériences faites sur des chevaux, que les autres
causes, imaginées par les modernes, comme l'irritation et la compression, produisaient un tout autre
effet, et que l'injection de l'air seule déterminait le
paroxysme épileptique. Si on considère les divers
accidens qui précédent, accompagnent ou suivent ce
paroxysme, et qu'on les compare avec les signes
de l'expansion de l'air animal, exposés dans cet écrit,
on y verra la confirmation de la doctrine hippocratique.

Je conjecture que les convulsions épileptiques sont
l'effet de la réaction du principe vital, et de l'effort
qu'il fait pour éliminer le fluide aëriforme, dont
l'expansion et l'évolution dans les vaisseaux, surtout
du cerveau, met la vie dans un péril imminent. De
là viennent sans doute les évacuations spontanées
qui ont lieu dans le paroxysme, et peutêtre aussi
l'écume de la bouche. On attribue communément
cette écume aux contractions fortes et répétées de la
mâchoire inférieure. Mais il me semble que pour bien
juger d'un symptôme, il faut le considérer dans des
maladies différentes; or, l'écume à la bouche se
montre quelquefois indépendamment de ces contractions.
Schenkius (12) parle d'un scorbutique qui rendait

---

(12) *Centur. III. observ.* 85.

habituellement de l'écume par la bouche; on avait beau l'enlever, elle se renouvellait aussitôt. J'ai vu ce symptôme durer plusieurs heures, sans que la machoire fût en convulsion, chez un paysan qui, après avoir travaillé tout le jour à la bêche, avait dormi la nuit en plein air. Morgagni dit qu'un vieillard affligé d'une toux sèche habituelle, avec difficulté de respirer, mourut subitement, ayant de l'écume dans la bouche et dans les narines; on n'en trouva point dans la trachée artère ni dans les poumons (13). Un des malad s empoisonnés par la cigue, dont parle Wepfer, avait, avec un emphysème général, la bouche toujours remplie d'écume, et on l'essuyait en vain. N'est-il pas bien probable que l'écume épileptique est formée par l'air animal, qui se fait jour par la partie du tube alimentaire la plus voisine du cerveau ?

L'épilepsie sympathique offre un signe frappant de l'action d'un fluide expansif, dans cette vapeur, *aura*, qui monte des extrêmités, et dont on prévient l'effet par des ligatures.

Nous lisons dans un mémoire de Sauvages, inséré dans le recueil de l'Académie royale des sciences, 1759, que les bouchers du Languedoc sont dans l'usage d'arroser, d'eau bien fraîche, les animaux qui tombent en épilepsie pour avoir mangé de l'herbe appelée *redoul*, *coriaria*, ou *rhus angustifolia monspeliaca*. L'auteur dit avoir vu employer avec succès ce remède sur un homme dans l'épilepsie ordinaire. Vanhelmont se vante d'avoir guéri plusieurs épileptiques

(13) *Epistol. XXVI.* art. 55.

par l'immersion dans l'eau froide pendant le paroxysme.
Ce moyen n'agirait-il pas en condensant l'air animal,
et peutêtre en le poussant dans le tube alimentaire ?

CHAPITRE III.

Rhumatisme, Goutte, Néphrétique, Asthme, etc.

On sait que ces maladies ont beaucoup d'analogie,
et alternent même quelquefois entr'elles. C'est ce
qui m'a déterminé à les réunir dans un même chapitre.

Rhumatisme.

L'épidémie catarrhale des années 1775 et 76 fut
suivie d'un grand nombre de rhumatismes, qui ré-
gnèrent depuis avril jusqu'en juillet. Cette succession,
observée plusieurs fois, a donné lieu à l'opinion que
le rhumatisme est une sorte de catarrhe, qui ne
diffère du catarrhe ordinaire, que par le siège et par
une légère modification de la cause stimulante.

La plupart de ces rhumatismes étaient arthritiques,
fébriles et plus ou moins inflammatoires dans leur
début. C'est dans l'ordre suivant que se montrent
pour l'ordinaire les symptômes dans cette maladie :
1°. Fièvre plus ou moins vive; pouls assez plein et
dur; douleurs et enflures rouges, presque phlegmo-
neuses autour des articulations.

2°. Après la saignée, l'application des sangsues sur
les parties affectées, ou mieux encore, le seul usage
du petit lait à grandes doses, les douleurs diminuent,
le pouls s'assouplit, la sueur s'établit, des vents

s'échappent par haut et par bas. Il survient alors quelquefois des enflures indolentes, sans couleur, élastiques, très-différentes des gonflemens rouges des articulations. Je les ai observées assez souvent dans le déclin des rhumatismes fébriles, nommés vulgairement goutteux, et deux fois sur moi-même. Malouin a décrit, sous le nom de fausse goutte, une épidémie de ces rhumatismes, qui régnait à Paris en 1751. Il dit que M. Belletete, médecin de cette ville, avait traité quelques malades, *qu'il fallait purger tous les jours ; autrement ils enflaient, et il se fesait emphysème, surtout aux pieds* (1).

3°. Peu après que les flatuosités ont commencé, on apperçoit des signes de saburre, qui n'existaient point auparavant. Elle dépend sans doute de l'irruption de l'air animal dans le tube alimentaire, où il entraîne diverses humeurs. Stoll distingue un rhumatisme *bilieux*, et l'attribue au passage de la bile dans le sang. Je ferai voir, dans le chapitre des fièvres, qu'il a pris souvent l'effet pour la cause.

Des enflures flatueuses se manifestent aussi quelquefois dans les rhumatismes chroniques, et dans les douleurs qui restent après les rhumatismes fébriles négligés, ou mal traités. En voici trois exemples.

Observation XIX.

Paul, boulanger, âgé de 50 ans, fut atteint, en 1780, d'un rhumatisme arthritique fébrile, qu'il négligea, et que la nécessité de passer fréquemment d'un lieu très-chaud au grand air, prolongea durant

(1) Acad. R. des scienc. an. 1751. Mémoir. pag. 157.

plusieurs mois. Des tumeurs indolentes , couleur. de
la peau, inégales, élastiques, mobiles paraissaient de
tems en tems sur les lombes , les fesses, les cuisses
ou les jambes ; leur disparition était presqu'immédiatement suivie d'un gonflement considérable de
l'abdomen, et d'une grande émission de flatuosités ;
ce qui calmait les douleurs pour quelques jours.

» Il est certain, dit Arbuthnot (2), comme la
» fréquente expérience me l'a appris, qu'il survient
» des douleurs dans les extrêmités, dont le malade
» se trouve soulagé par l'immense quantité de vents
» qui sortent de l'estomac par la friction de ces parties.
» L'air n'est point lié aux lois de la circulation ; il
» s'échappe partout où il trouve une issue ; la force
» d'une bulle d'air suffit pour produire la tension et
» la douleur. »

Observation X X.

Jourdan , paysan, très-robuste, âgé de 26 ans, ayant
été exposé plusieurs jours à la pluie, pendant un
voyage à pied, en novembre 1781 , eut des frissons,
des douleurs vagues et la diarrhée. Peu après, il
survint un *lumbago* très-douloureux, avec gonflement
de l'épigastre. Il se plaignait par fois d'une douleur
tensive dans l'habitude du corps ; des soubresauts et
des palpitations se fesaient sentir sous les tégumens ;
bientôt l'abdomen enflait tout-à-coup, et des vents
s'échappaient impétueusement par haut et par bas ,
après quoi la douleur des lombes était beaucoup
moindre pendant quelques jours. Quand le bas ventre

---

(2) Traité des effets de l'air sur le corps humain, pag. 48. 49.

se gonflait moins qu'à l'ordinaire, le malade disait
sentir des vents monter sous les tégumens du thorax,
qui, en effet, demeuraient pendant plusieurs heures,
tendus et dans l'état de pneumatose, avec difficulté
de respirer et baillemens fréquens. Cette tension et
cette enflure se dissipaient de même par l'émission
des flatuosités. Le malade fesait d'ailleurs assez bien
toutes ses fonctions, et n'avait pas même tout-à-fait
interrompu les travaux de l'agriculture. Il fut presque
subitement guéri en mars, par de grandes sueurs
spontanées.

...Le reflux du gaz animal dans le tube intestinal
explique d'une manière très-simple et très-naturelle,
la terminaison du *lumbago* et autres rhumatismes par
la tympanite, que divers auteurs ont observée (3),
et les bons effets des lavemens, si fort préconisés
dans ces maladies, par Arantius et par Morgagni (4).

Observation XXI.

Mademoiselle Moutet, fille âgée de 45 ans, me
montra, en 1783, sur son omoplate droite une tumeur
de la largeur de la main, applatie, élastique, où la
pression fesait entendre une crépitation sourde. C'était
la suite d'un long rhumatisme goutteux. Elle se formait
avec douleur toutes les fois que le baromètre baissait,
et se dissipait un peu avant qu'il remontât; en sorte
que cette demoiselle était devenue un baromètre vivant.
Il y a tout lieu de penser que quelques lames du

(3) Smett, *miscellan.* Riviere, *obs.* 85. *cent.* 11. Morgag.
Epist. LVII. art. 17. *Hist. morb. wratisl.* p. 97, etc.
(4) Morgag. *Ibid.*

tissu cellulaire avaient été déchirées ou dilatées dans
cette partie, et que l'air animal y fesait irruption
quand il cherchait l'équilibre avec l'air extérieur.

Goutte.

La goutte ressemble quelquefois si fort au rhumatisme, qu'on n'a commencé à les distinguer que depuis
un peu plus de deux siècles. On peut déjà présumer
par là le rôle qu'y joue le gaz animal, quand même
il n'y aurait pas de preuves directes; mais celles-ci
ne manquent point. Il est d'expérience que ceux qui
urinent beaucoup et suent fréquemment sont peu sujets
à cette maladie (5). *Machina statica sanctorii*, dit
Boerhaave, *summa directrix et index futurorum et
faciendorum in podagrá.* Son savant commentateur
fait un long parallèle entre la goutte et le catarrhe :
liberam perspirationem, ajoute-t-il, *maximi momenti
esse in podagrá tota morbi hujus historia docet* (6).
Les signes précurseurs du paroxysme goutteux, si bien
décrits par Sydenham, d'après ce qu'il avait souvent
observé sur lui-même, montrent clairement l'expansion
d'un fluide aëriforme; il faut surtout remarquer ces
trois-ci : gonflement comme flatueux, *intumescentia
quasi ventosa* de l'habitude du corps, sensation de
vents qui descendent le long des extrêmités; flatulence
des premières voies. On n'est pas moins frappé des
expressions de Werlhoof, qui parlait aussi d'après
son expérience personnelle (7). Macbride pose en

(5) Klein, *interp. clinic.*
(6) *Aphor.* 1282.
(7) *Cum arthritidis materia, maturatione factá, emergens in*

fait la surabondance de l'*air fixe* dans le sang des
goutteux. On peut encore se fonder sur l'analogie des
concrétions arthritiques avec le calcul.

Néphrétique.

Malgré les immenses progrès de la chimie depuis
Hales, et le beau travail des illustres chimistes Fourcroy
et Vauquelin, relatif à l'analyse de l'urine et des
calculs urinaires, je crois toujours pouvoir me fonder,
comme j'avais fait dans mon premier essai, pour
prouver la rétention et la surabondance de l'air animal
dans la néphrétique, sur les expériences de physicien
anglais, qui, comme on sait, a retiré de ces calculs
une quantité d'air égale à 645 fois leur volume et
la moitié de leur poids ; ce qui prouve du moins
une extrême abondance de la base gazeuse ; sur celles
de Stœhelin, qui en a extrait un mucilage impregné
d'un fluide élastique (8), et sur l'observation de
Vater, qui a vu un calcul se former presque subitement
par l'usage des eaux gazeuses de Pyrmont (9).

Il paraît en effet que la substance gazo-séreuse ne
pouvant s'évacuer librement ni par l'urine, à cause
des obstacles qu'elle trouve dans les voies urinaires,
ni même par la peau, dont l'excrétion est habituellement dérangée par l'irritation interne qui détermine

---

indolem naturali magis elasticam, per hœmorrhoïdum vias sese
expumare, vel potissimum ad extremitatum tendines et ligamenta
cum expansione et irritatione devolvi nitatur, etc.

(8) Van Swieten, comment. Thouvenel, mémoire couronné
sur l'air et les airs, etc.

(9) Haller, *Element. physiolog.* Tom. VII. pag. 365.

une direction inverse de dehors au dedans, surabonde
chez les calculeux ; et c'est sans doute ce qui les
rend si sensibles aux variations de l'athmosphère (10).
J'ajouterai que, de toutes les causes occasionnelles
qui peuvent provoquer les paroxysmes néphrétiques,
je n'en ai pas vu d'aussi puissantes, à l'exception
peutêtre des agens mécaniques et violens , que l'arrêt
de la transpiration. Les effets du refoulement du
fluide aëriforme se joignent alors fort souvent à ceux
du calcul, comme Galien l'a observé (11). J'ai vu
même quelquefois le reflux du gaz animal sur les
voies urinaires imiter, à s'y tromper, les symptômes
de la colique néphrétique, douleur vive aux reins,
suppression d'urine, rétraction même des testicules;
le tout accompagné d'affections flatueuses très-prononcées.
J'ai par devers moi plusieurs observations cliniques
qui prouvent l'action de la substance gazeuse dans
la néphrétique et dans la goutte , mais elles ne m'ont
point paru assez tranchantes pour trouver place ici.
Je m'en tiens aux faits que je viens d'exposer.

Asthme, etc.

Nous avons, sur cette maladie, un traité de Floyer
d'autant plus intéressant, que l'auteur en avait été
affligé durant trente ans, par l'effet d'un violent arrêt

---

(10) *Nephritici meteori importunitatibus plerumque patent , futuras-*
que etiam præsagiunt tempestates. Helmont. oper. pag. 689,
edit. Elzevir.

(11) Il dit : *do renum dignatione et medicatione ,* qu'une vapeur
grossière, *spiritus crassus ,* existe quelquefois avec le calcul.

de la transpiration dans son enfance, et en avait noté jusqu'aux moindres particularités. On sent combien les idées que font naître nos propres sensations, sont plus justes et plus distinctes que celles qui nous viennent par le rapport d'autrui, et combien, par conséquent, les observations d'un médecin sur lui-même l'emportent sur toutes les autres. Or, Floyer a senti l'action de l'*esprit flatueux*, proscrit alors depuis un siècle, et la force de la vérité l'a contraint de se déclarer à cet égard galéniste, dans un tems où un médecin s'exposait au ridicule par un tel aveu.

On divise communément l'asthme en sec ou spasmodique, et en humide ou humoral. Je renvoie, pour le premier, au chapitre des maladies nerveuses. Quant à l'autre, j'y ai observé des signes non équivoques de l'action du fluide gazeux. Un homme de considération, dont j'ai été le médecin pendant vingt ans, m'en a surtout fourni de fréquentes occasions. Les paroxysmes, qui n'avaient guère lieu qu'une fois l'année, et pour l'ordinaire au printems, étaient toujours précédés de la toux, d'une extrême sécheresse de la peau, du gouflement comme *flatueux* des tégumens, comme s'exprimait le malade lui-même, de trémoussemens, d'oscillations et même de *courans impétueux*, qu'il attribuait à des vents. Quelques semaines après, il sentait un mouvement interne expansif, immédiatement suivi d'une grande difficulté de respirer, et de la formation subite de flatuosités dans les premières voies. Il n'y avait d'abord aucuns signes de saburre gastrique; mais vers le déclin du paroxysme, qui durait ordinairement de dix à quinze jours, ces signes se manifestaient; et l'attaque se terminait, beaucoup moins par les crachats, que par l'émission des flatuosités et par des déjections mousseuses. Cette circonstance paraîtra peutêtre favorable à la théorie qui place dans l'estomac le siège de l'asthme humoral ; mais qu'on lise attentivement les bonnes descriptions de cet asthme, et particulièrement celle qu'en donnent les médecins de Breslau, et l'on se convaincra que, dans cette maladie, comme dans bien d'autres, il se fait, de tout le corps, une double dérivation d'humeurs, d'un côté sur la partie affectée, et de l'autre vers le tube alimentaire, et non un passage de la matière morbifique des premières voies dans le torrent de la circulation.

Le malade dont je parle était sujet à des rougeurs et des éruptions crouteuses à la face ; ce qui rappèle ce passage d'Hippocrate : *flatuosum in furfurosis simul causa est, etenim flatuosi sunt* (12), et l'observation déjà citée de Morgagni sur une tympanite et un emphysème, suites d'une gale rentrée. Lorry observe que la plupart des maladies de la peau, et particulièrement les dartres, sont accompagnées de flatuosités.

Si, à l'exemple de quelques auteurs, on veut donner le nom d'asthme à toutes les maladies chroniques dont la difficulté de respirer est le symptôme principal, des faits décisifs viennent en foule démontrer l'existence du fluide aëriforme. L'asthme, dit Avicenne, est quelquefois produit par de l'air renfermé dans les organes de la respiration qu'il comprime et gène (13). Riolan atteste qu'on a vu quelquefois, à Paris, la

---

(12) *Epidem. lib. VI.*

(13) *Quandoque fit asthma propter ventositatem coarctatam in membris anhelitùs comprimentem anhelitum. Tract. I. cas.* 38.

paracenthése du thorax, faite à des malades crus
empyriques, donner issue à des vents, et opérer
une guérison subite (14). Combalusier rapporte une
observation pareille : *in pectore*, dit-il, *quod pure
plenum credebatur, facta fuit punctura, et loco puris
cum strepitu prosiliit aer, citòque æger convaluit* (15).
M. Aulagnier, médecin de Marseille, mon ami, a
été témoin d'une cure semblable, dans l'hôpital de
Grasse, sous la direction de M. Roubaud, médecin
de cet hospice. La promptitude de la guérison, dans
ces divers cas, ne permet pas de supposer la rupture
de quelques vésicules pulmonaires, et le passage de
l'air inspiré dans la cavité du thorax, comme fait
Meckel (16), dans un cas où la dissection lui offrit
une collection d'air dans cette cavité.

La substance gazeuse peut s'insinuer aussi dans le
tissu cellulaire du poumon et gêner la respiration par
la compression des vésicules. Un homme, dit Bonnet,
était tellement fatigué par les vents, qu'il en rendait
par la bouche même en dormant; il était alors
très-oppressé : il mourut d'une syncope à laquelle il
était sujet; on trouva le tissu du poumon distendu
par de l'air (17). Il ajoute plus bas : *Ludovicum R.
vidimus magná spiritús angustiá affectum.... viscera
omnia in eo vento plena conspeximus* (18). Ce fait
aurait, ce semble, mérité de plus grands détails. Les

---

(14) *Enchirid. Anatom. pag.* 205.
(15) *Pneumato-patholog. pag.* 508.
(16) Acad. R. des scienc. de Berlin, ann. 1759.
(17) *Sepulchret.* tom. I. pag. 408.
(18) *Ibid.* pag. 448.

dissections ont souvent montré le poumon comme
emphysémateux à Regnier de Graaf (19), à Ruysch,
qui dit que cette cause d'asthme est plus commune
qu'on ne pense (20), à Morgagni (21), à Barrere
(22), à Storck (23). Celui-ci établit l'existence
d'une phthisie aërienne, causée par de l'air renfermé
dans le tissu interloculaire du poumon. Il en rapporte
deux exemples remarquables. L'air formait aussi de
grosses bulles sous la membrane commune de ce
viscère. Ce poumon coupé à morceaux, conservait
son élasticité, et rejaillissait lorsqu'on le laissait
tomber sur un plan horizontal. Cette phthisie, selon
lui, peut être soulagée par la saignée et par l'opium;
mais elle est incurable. Les signes qui la font connaître,
sont une grande difficulté de respirer, une toux
fréquente et sèche, une extrême sensibilité aux
variations de l'athmosphère, et par fois une violente
suffocation. J'ai eu d'assez fréquentes occasions de
voir ce concours de symptômes, sans pouvoir vérifier
l'enflure flatueuse du poumon, par l'ouverture du
cadavre. Mais je l'ai vu accompagné d'un emphysème

---

(19) *De succo pancreatico.*

(20) Cité par Van Swieten, §. 1062 et 1220. Dans le
premier passage, il explique ce fait par l'oblitération des
vésicules pulmonaires, qui demeuraient remplies d'air; dans
l'autre, composé dans un tems où il devait être plus éclairé
par l'expérience et par de mûres réflexions, il soupçonne que
cet air s'était dégagé de la masse du sang.

(21) Epist. XVIII. art. 14. Voy. aussi épist. XXVI. art.
31 et 33. Voy. encore la dissection d'une jument poussive,
à la suite du Traité de l'asthme de Floyer.

(22) Observations anatomiq.

(23) *Annus med. prim.* pag. 114. *Annus secund.* pag. 239.

12 *

presque général des tégumens, chez mademoiselle Bernard, rue du Tapis-Vert, pour laquelle je fus appelé en consultation, en messidor an 11, avec MM. Moulard et Bouge, qui reconnurent le caractère emphysémateux de l'enflure; et certes on ne pouvait le méconnaître, puisque cette enflure ne changeait pas la couleur de la peau, cédait à la pression, se rétablissait très-promptement sans conserver la moindre empreinte, et fesait même entendre une crépitation bien sensible.

Storck ajoute qu'il a vu souvent le tissu du poumon parsemé de bulles d'air dans les cadavres des phthisiques.

CHAPITRE IV.

Coliques et Cours de ventre.

Je ne disconviens pas que la colique ne soit quelquefois produite par des causes primitivement contenues dans le canal des premières voies, comme des alimens de mauvaise qualité ou mal digérés, des substances acres, médicamenteuses, vénéneuses, etc. Mais quelquefois aussi, et peutêtre plus souvent encore, la cause matérielle du mal est portée de quelqu'autre partie ou de tout le corps dans cet égoût du corps humain. Cette distinction importante peut n'être pas aisée si on envisage chaque symptôme isolément, mais elle devient moins difficile, si on en considère l'ensemble et la succession. Elle n'avait point échappé aux anciens: sans parler d'Hippocrate, qui attribuait les coliques à l'irruption de la vapeur flatueuse dans le canal alimentaire, on trouve dans la plupart des auteurs qui ont écrit depuis Galien jusqu'au milieu du dix-septième siècle ou même après, des passages où la distinction dont je parle est clairement énoncée. Pour ne pas trop alonger cet écrit, je me contenterai de citer ces paroles de Riviere : *Humores autem et flatus ventriculi dolorem excitantes vel in ipso ventriculo generantur, vel à toto corpore aut quibusdam ipsius partibus in eum confluunt* (1).

Les auteurs de l'histoire des maladies de Breslau, excellens observateurs, qui m'ont fourni un grand nombre de faits favorables à la doctrine que j'expose, disent que la colique est souvent causée par l'arrêt de la transpiration, qui fait condenser en flatuosités les effluves cutanés retenus, *retenta effluvia in flatus obfirmat* (2). Ces médecins n'étaient pas galénistes, et ils parlent ici comme Galien sur la dégénération de l'*esprit vaporeux* en *esprit flatueux*, des faits nombreux et tranchans leur avaient donc dicté ce langage.

L'arrêt de la transpiration ou de la sueur est en effet la cause occasionnelle la plus ordinaire des coliques, qui deviennent même quelquefois épidémiques dans les variations brusques de l'air du chaud au froid, ou du sec à l'humide (3). C'est au dérangement de cette excrétion que Charles le Pois rapporte la colique endémique, de son tems, dans le monastère de Valombreuse (4). Cette colique avait beaucoup de rapport avec celle du Poitou, et de Haen a vu

---

(1) Prax. *med.*

(2) *Histor. morbor. wratislav.*

(3) *Ibid.*

(4) *De morb. à colluvie serosâ.*

souvent celle-ci occasionnée par un froid subit (5).
Je puis assurer que je n'ai presque jamais vu la colique
metallique survenir chez les ouvriers qui traitent les
préparations de plomb, que par l'impression du froid
ou de l'humidité. Là même cause donne lieu à la
colique de Surinam, décrite par Herbert (6). Aussi
la sueur est-elle une crise fréquente de la colique,
comme l'observent Fr. Hoffmann (7), Van Swieten
(8) et d'autres. Mais pourquoi multiplier les autorités?
L'observation journalière ne nous apprend-elle pas
que le froid fait très-souvent naître la colique subitement, lors même que les premières voies sont dans
le meilleur état? Le livre d'Hippocrate *De ratione
victus in acutis*, est terminé par une digression sur
des maux causés par le froid aux pieds, où on voit
des signes frappans de l'action du fluide gazeux.
Le commentaire de Galien sur ce passage est très-
curieux, et je regrette de ne pouvoir, à cause des
bornes que je me suis prescrites, en rapporter ici
la traduction tout au long.

Mais, pourra-t-on m'objecter, en admettant le reflux
de l'humeur perspirale dans le canal des premières
voies, que bien des médecins nieront même, prétendant
que tout se borne à un spasme de la peau, qui,
par sympathie, en détermine un pareil dans le tube
alimentaire, s'ensuit-il que cette humeur transporte
la matière des flatuosités, et son action ne consiste-t-elle

---

(5) *De colic. picton. Cap. II. §. II.*
(6) V. Tronchin, de la colique du Poitou.
(7) *De quartanâ, epicris. ad observ. II.*
(8) Comment. §. 964.

pas uniquement à exciter des contractions spasmodiques, d'où suit l'incarcération du gaz contenu dans
ce canal ? Ne faudrait-il pas que je pusse apporter
en preuve, comme pour les autres maladies que j'ai
fait passer en revue, la coexistence de l'emphysème
ou de la pneumatose avec la colique, et la disparition
de ces enflures et de la colique elle-même par l'émission
des flatuosités? Je réponds qu'une observation de
Combalusier offre un exemple de ce phénomène (9);
mais ces sortes de cas doivent être excessivement rares;
car on peut juger, par tôut ce qui précède, que
l'emphysème ou la pneumatose causés par l'arrêt de
la transpiration, n'ont lieu probablement que quand
le gaz qui les produit, ne pouvant pénétrer assez
librement ou assez tôt dans le canal des premières
voies, est retenu quelque tems dans le tissu cellulaire
sous-cutané, au lieu que, dans les maladies dont
ce canal est le siège propre, comme les coliques,
il s'y porte apparemment de prime abord et avec
abondance. La grande quantité d'écume dont les urines
sont chargées, particularité que j'ai souvent observée
d'après les médecins de Breslau (10), est d'ailleurs une
preuve d'un assez grand poids du refoulement de la
substance gazeuse.

Le reflux d'air animal me paraît sensible dans le
fait suivant : un homme meurt, après de vives coliques,
avec difficulté de respirer; à l'ouverture du cadavre,
Pechlin trouve, non seulement l'estomac et les intestins
pleins d'une excessive quantité de vents, mais le

(9) Consult. de Montpellier, tom. I. n°. IX.
(10) Pag. 153.

cœur et l'oreillette droite distendus par de l'air, grossis des deux tiers, vides de sang, et toutes les veines du corps, même les coronaires, remplies alternativement de sang et d'air, *miram succi purpurei et fluidi aerei alternationem* (11). Il est impossible de supposer que tout cet air eût passé de l'estomac et des intestins dans le cœur et les vaisseaux sanguins, et l'on voit clairement qu'il avait suivi une direction opposée. Au reste, ces sortes de cas, très-rares jusqu'à ce jour, le seraient beaucoup moins si les ouvertures de cadavres étaient plus fréquentes ; car j'ai vu mourir presque subitement plusieurs malades après les symptômes exposés par Pechlin.

J'ai déjà cité une expérience de Hâles qui prouve que l'air passe aisément du sang dans le tube alimentaire. Le même auteur, ayant injecté de la bierre mousseuse dans la veine cave, la vit pénétrer dans l'estomac avec l'écume dont elle était chargée, et il est persuadé que la colique dépend souvent de l'air introduit de cette manière dans la cavité de ce viscère.

Le refoulement du gaz animal dans le canal des premières voies, a lieu sans doute, non seulement dans les coliques simplement venteuses, mais dans celles qu'on nomme bilieuses, pituiteuses, etc. ; puisque le fluide aëriforme s'y porte rarement seul, et y entraîne le plus souvent diverses humeurs.

La suppression et le reflux de la transpiration sont aussi la cause la plus ordinaire des cours de ventre ; prenons pour exemple la dyssenterie : c'est de cette suppression que les plus célèbres médecins l'ont

(11) Morgag. *Epistol. V. art.* 25.

toujours fait dépendre, depuis Hippocrate jusqu'à
nos jours; voyez Galien, Paul d'Egine, Sanctorius,
Bontius, Willis, Sydenham, Baglivi, Huxham,
Pringle, Monroo, Zimmermann, Lorentz, etc. Pringle
nous apprend que l'armée anglaise, victorieuse à
Dettingue, en fut attaquée pour avoir été exposée
à la pluie sur le champ de bataille, où elle passa
la nuit en plein air. Hillary et Hugues ont observé
qu'elle devient épidémique aux Antilles, lorsqu'un
vent frais succède aux grandes chaleurs. Les médecins
de Breslau ont traité des diarrhées, dyssenteries, flux
coliaques, lienteries populaires, causés par l'intempérie
de l'air, où la décoction de squine était le meilleur
remède. Akenside et Duhamel ont vu la dyssenterie
et le rhumatisme régner ensemble épidémiquement,
et même dégénérer l'un en l'autre. Stoll a fait la même
observation : il regarde la dyssenterie comme un catarrhe
ou un rhumatisme des intestins, et soutient que la
phlogose de ces organes et la saburre bilieuse ou
muqueuse, auxquelles on a voulu attribuer cette
maladie, ne sont que des complications accidentelles.
Comment cet homme judicieux ne s'est-il pas apperçu
qu'il en est de même dans la plupart des maladies
qu'il rapporte à la bile ou à la pituite ?

Rien n'est donc mieux constaté que le reflux de
la transpiration vers le tube intestinal dans la dyssenterie.
Celui du gaz qu'elle charrie, devient sensible par
l'excessive quantité de vents qui accompagnent cette
maladie dès le début, par des selles mousseuses *comme
la lavure de bierre*, bien avant, selon l'observation
de Pringle, que la putréfaction se soit emparée des
humeurs, et qu'elle ait pu dégager l'air animal. Je
puis encore me fonder sur l'emphysème, qui, quoique

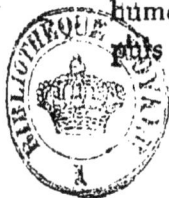

13

très-rare ici, par la raison alléguée relativement à
la colique, ne laisse pas de se montrer quelquefois.
J'ai cité une observation de Selle sur la complication
de la dyssenterie avec le *pemphygus* flatueux. Sauvages
a vu l'emphysème survenir au dos et aux lombes
des chevaux, et des bœufs attaqués de la dyssenterie ;
et ces sortes de faits ne sont point rares dans la
médecine vétérinaire. J'ai traité, en 1779, un jardinier
nommé Hugues, qui étant atteint d'un flux de ventre
dyssentérique, et ayant continué d'arroser son jardin,
les pieds nuds plongés dans l'eau, éprouva une suppression subite de la dyssenterie, suivie immédiatement
d'une pleurésie, pendant laquelle il survint, autour
du siège de la douleur, une enflure flatueuse de la
largeur de la main, élastique avec crépitation. L'émission des vents, des selles très-écumeuses et la sueur
la firent disparaître, et terminèrent la maladie,
concurremment avec l'expectoration, vers le septième
jour. Cet homme, ayant repris trop tôt son train
de vie ordinaire, la dyssenterie revint, et ne cessa
au bout d'un mois, que pour faire place à des
gonflemens emphysémateux autour des genoux et des
malléoles, qui ne se dissipèrent que plusieurs mois
après. J'en ai vu de pareils, en 1785, autour des
mêmes parties, suite d'une dyssenterie, chez M. Ruffier
Cleriat, alors commis des douanes au bureau de
Septèmes.

Il est essentiel de remarquer que, dans la dyssenterie,
comme dans la colique, l'air animal, refluant dans
le canal alimentaire, tantôt y entraîne beaucoup
d'humeurs, tantôt y aborde presque seul. Sydenham
décrit une dyssenterie d'un caractère *fort subtil et
spiritueux*, qu'il combattait principalement par l'opium.

Stoll en parle aussi. Les observateurs attentifs reconnaîtront ces deux variétés dans bien d'autres maladies; particulièrement dans les catarrhes, les rhumatismes, les fièvres rémittentes et intermittentes, l'asthme, etc. Le choléra nous offre ce phénomène d'une manière très-marquée. Outre le *cholera* ordinaire, caractérisé par des déjections et des vomissemens excessifs et simultanés, qui règne pendant les grandes chaleurs, quand la transpiration est violemment interceptée, il existe un *cholera sec*, consistant dans une énorme explosion de vents par haut et par bas, dont la rétention brusque de cette excrétion est la cause la plus fréquente. J'ai traité une femme de 40 ans affligée de cette maladie, immédiatement après une fièvre catarrhale mal jugée par une sueur modique, sans qu'il y eût le moindre signe de saburre gastrique pendant ni après cette fièvre. Les vents sortirent avec tant d'impétuosité et de continuité par la bouche et par l'anus, qu'ils repoussaient les boissons et les lavemens; ceux qui s'échappaient par le bas, excitaient un ténesme dont chaque épreinte était précédée d'une constriction douloureuse de la peau, ce que la malade exprimait en disant qu'elle avait un *ténesme* de tout le corps. Elle fut près de deux jours dans cet état, sans pouvoir presque avaler une goutte d'eau. D'après les expériences et observations de Sanctorius, cette circonstance devait augmenter la masse des flatuosités dans les premières voies; elles font, selon lui, l'effet du jeûne; les vents se portent alors, dit-il, de tout le corps dans le tube alimentaire, où ils trouvent un plus grand vide et moins de résistance qu'ailleurs, et on les sent monter ou descendre de toutes parts sous les tégumens. Gorter, disciple de Boerhaave, dans

son commentaire sur la *Médecine statique* de Sanctorius, prétend que cette sensation est trompeuse, et
n'est due qu'à l'ébranlement des *fibrilles* nerveuses
de la peau. Je pense que le procès entre Galien et
Boerhaave, doit être en ce moment à peu près décidé.

CHAPITRE. V.

Hydropisies.

La suppression brusque ou le dérangement habituel
de la transpiration, sont encore la cause au moins
occasionnelle de la plupart des hydropisies. On peut
en voir la preuve dans Van Swieten (1). Storck
parle d'un jeune homme qui, ayant bu de l'eau froide
étant en sueur, tomba le troisième jour, dans une
ascite complette (2). Stoll a vu la même maladie
se former ainsi dans l'espace de quelques heures (3).
On sait combien sont exposées à l'hydropisie, les
personnes qui habitent des maisons basses et humides.
Les livres sont remplis de faits qui prouvent l'action
tantôt rapide, tantôt lente, des causes qui produisent
l'hydropisie en dérangeant la transpiration. Tous les
médecins conviennent d'ailleurs que cette excrétion
est comme nulle dans l'hydropisie. La substance
gazeuse qu'elle charrie, sera donc retenue. Le fluide
aériforme qui résulte de cette rétention, sera même

(1) Comment. §. 1230.
(2) *Ann. medic. II.* pag. 177.
(3) *Prœlect. in divers morb. chronic.* pag. 38.

plus abondant, à raison du peu de consistance du sang, d'où s'ensuit la fixation plus difficile ou l'évolution plus aisée de l'air animal. C'est à cette cause sans doute qu'il faut attribuer la pneumatose, que Galien a observée chez les convalescens qui prennent plus d'alimens qu'ils n'en peuvent digérer (4), et que j'ai eu de fréquentes occasions de voir, et presque toujours après l'exposition trop prompte à l'air froid ou humide.

Peu d'auteurs modernes ont parlé de la pneumatose qui précède ou accompagne l'hydropisie. Cependant de Haen lui-même observe que l'air se mêle souvent à la sérosité ou à l'humeur gélatineuse qui forme l'anasarque ou la leucophlegmatie (5). Stoll rapporte un cas d'emphysème, compliqué d'infiltrations séreuse (6). La présence d'un gaz très-abondant est prouvée, dans l'ascite, par la grande quantité d'écume des eaux épanchées (7).

On sait en outre que l'hydropisie est une suite très-fréquente des hémorragies, des excrétions sanguines supprimées, de l'asthme, de la rentrée des éruptions cutanées, du rhumatisme, de la goutte, etc. où nous avons vu l'air animal jouer un grand rôle.

---

(4) *De symptomatum causis* nº. 3.

(5) *Rat. med.* part. *XI.* cap. *IV.*

(6) Tom. II. pag. 17. Cet état fut suivi d'un crachement de sang, pendant lequel ces symptômes disparurent. Le malade guérit par la sueur. J'invite le lecteur à réfléchir sur cet ensemble de phénomènes et à relire ce que j'ai dit dans le chapitre des hémorragies.

(7) Voy. Cælius aurel. in art. med. princip. tom. 1. p. 169. *Histor. morbor. wratislav.* pag. 106, etc.

Elle succède surtout fréquemment à la chlorose, dont les symptômes, dit Baillou (8), ressemblent beaucoup à ceux des vapeurs. C'est à l'*esprit flatueux* qu'il attribue ces symptômes : on sera peutêtre moins prompt à rejeter cette cause, si on considère que l'urine, dans la chlorose, est très-chargée d'écume, quoiqu'exempte d'odeur, et la transpiration à peu près nulle (9).

J'ai rapporté, dans ma première partie, divers cas d'hydropisie accompagnée d'enflures flatueuses. J'en pourrais encore ici produire un assez grand nombre; je me bornerai aux suivans :

Observation XXII.

Roch Paschalis, bâtier, sexagénaire, autrefois très-robuste, mais usé par la débauche, était affligé, en 1785, d'une hydropisie de poitrine, caractérisée par la toux, l'oppression, l'impossibilité de s'étendre dans son lit, le pouls petit, inégal et intermittent, une grande diminution des urines, qui étaient rouges et briquetées, et l'édème des extrémités inférieures. Quand l'air était sec et serein, et le baromètre à 28 ou au dessus, sont état était tolérable; mais quand le mercure baissait seulement de deux ou trois lignes, et surtout lorsque l'abaissement était rapide et con-sidérable, le malade éprouvait tout-à-la-fois une extrême difficulté de respirer, une distension douloureuse des

---

(8.) *Tumores , inflationes hypochondriorum , turbulenta insomnia, marmaryges , vibrationes corporis , vertigines , flatum sonitus circa aures et sibili.* Tom. IV. pag. 116.

(9) Van Swieten, *comment.* §. 73.

tégumens, un gonflement énorme de l'abdomen, que
l'émission continuelle des vents ne dissipait qu'après
plusieurs heures, et une pneumatose générale, que
cette émission fesait aussi disparaître peu à peu. Il
mourut dans cet état, un jour où le baromètre des-
cendit en peu d'heures de 28 p. 5 l. à 27 p. 6 l.

Observation XXIII.

L'épouse de Morber, matelot, âgée de 50 ans,
dans le cours d'une hydropisie de poitrine, ou
peutêtre seulement d'un édème du poumon, compliqué
d'anasarque, suite d'un rhumatisme arthritique négligé,
se plaignait chaque jour de douleurs tensives dans
l'habitude du corps, et de *vents*, après avoir oscillé
quelque tems sous la peau, étaient suivis du gonflement
flatueux du bas ventre. L'anasarque disparut à plusieurs
reprises, et recommençait toujours avec divers points
de pneumatose; les remèdes semblaient avoir produit
de bons effets, et l'état de la maladie était sensiblement amélioré, lorsqu'elle mourut inopinément,
le 9 mars 1784, le baromètre ayant baissé de 28
p. 1 l. à 27 p. 4 l., par un tems orageux et un
coup de vent de sud-ouest des plus violens.

Les morts subites, dit Malouin (10), sont plus
fréquentes quand le baromètre est fort bas. On n'apperçoit pas de cause plus probable que l'expansion
de l'air animal, laquelle donne lieu à des déchiremens
à des extravasations, ou même à l'interception totale

---

(10) Académ. R. des scienc. années 1747 et 1750. Morts
subites à Pluviers, le baromètre ayant tout-à-coup baissé de
28 p. à 26 p. 8 l.

de la circulation. L'observation nous apprend aussi
que les hydropiques se trouvent plus mal, et meurent
communément à la nouvelle ou pleine lune, époques ordinaires des plus grandes variations de l'athmosphère (11).

Observation XXIV.

L'épouse de M. Villeneuve, ancien capitaine de
navire, âgée de 40 ans, mal réglée, stérile, pâle,
et pourtant assez robuste, s'étant beaucoup échauffée,
et ayant été surprise dans cet état par un vent
froid et humide, en novembre 1779, essuya un gros
rhume qu'elle négligea, et qui dégénéra en une toux
chronique avec leucophlegmatie. Pour peu que la
malade sentît l'impression du froid, elle éprouvait
aussitôt une forte constriction de la peau, avec frissons, pouls intermittent et palpitation de cœur. Des
fusées, disait-elle, se portaient ensuite dans le ventre,
qui enflait beaucoup, après de vives tranchées, et
de grandes émissions de vents procuraient enfin un
peu de tranquillité. Vers la fin de la maladie, qui
résista à tous les remèdes, il survint un emphysème
de quatre ou cinq pouces, qui occupa successivement
la cuisse, la fesse, la région lombaire et l'épaule
droite, et dont l'élasticité contrastait singulièrement
avec la mollesse pâteuse du reste de la peau. La
disparition de cette enflure au bout de cinq jours,
fut immédiatement suivie d'un gonflement extrême de
l'abdomen, qui se maintint deux jours, avec de
vives douleurs. Je crus qu'il s'était formé une tympanite;

(11) Klein, *interp. clinic.*

mais l'émission des vents y rémédia, et la mort fut un peu retardée.

Cette dame s'était crue enceinte quelques années auparavant, mais après onze mois, le ventre, qui avait pris un grand volume, s'affaissa, dans une matinée, par une immense émission de vents utérins et d'une sérosité écumeuse. J'ai parlé ailleurs des moles venteuses.

Le fait suivant, quoiqu'il n'offre pas, en faveur de l'action de l'air animal, la preuve décisive des tumeurs flatueuses, m'a cependant paru assez concluant. C'est ainsi qu'après avoir démontré l'existence du fluide aëriforme par le phénomène rare de la pneumatose, on peut ensuite connaître cette existence dans un grand nombre d'autres cas, où il n'y a pas d'enflures flatueuses, mais qui, par leur étroite analogie avec les premiers, et la similitude des symptômes, acquièrent un très-grand poids. C'est ainsi, je ne crains pas de le répéter, que les cas extrêmes nous mettent sur la voie de tous les autres.

Observation XXV.

Mademoiselle Rosalie Colomb, fille sexagénaire, atteinte d'anasarque, en 1783 et 84, se plaignait habituellement de douleurs tensives, de palpitations, de soubresauts, etc. sous les tégumens, alternant avec des coliques très-vives, ensorte que la disparition des premiers accidens était immanquablement et promptement suivie de l'apparition de l'autre. Peu après le bas ventre enflait excessivement, et ne s'affaissait que par une longue émission de flatuosités.

14

CHAPITRE VI.

Fièvres.

Les fièvres étant les plus communes des maladies, j'avais dessein d'abord de commencer par là l'énumé-ration de celles où se manifeste l'action de l'air animal; mais ayant réfléchi que les fièvres sont aussi les plus compliqués de tous nos maux, et peuvent offrir les symptômes de la plupart des autres, il m'a paru plus conforme aux règles de la bonne méthode de passer du simple au composé, et de ne traiter des fièvres qu'à la fin de l'ouvrage.

Werlhoof déclare qu'après avoir bien pesé les divers phénomènes qu'elles présentent, il est peu satisfait des étiologies reçues, et croit qu'il faut absolument admettre l'existence d'un fluide aëriforme dans le sang, les humeurs et les fibres, fluide dont les oscil-lations régulières et périodiques correspondent avec celles de l'athmosphère, et qui agissant sur le levain fébrile, en partie aëriforme lui-même, excite un mouvement intestin expansif qui tend à expulser la matière morbifique. J'espère démontrer que ces idées ne viennent point de l'imagination, mais sont puisées dans le sein même de la nature.

J'observe d'abord, et je prouverais aisément, s'il en était besoin, que presque toutes les fièvres sur-viennent à l'occasion de l'arrêt de la transpiration, même celles qui sont dues à des miasmes répandus dans l'athmosphère, ou qui viennent par contagion.

Il est certain du moins que dans l'invasion de la fièvre, la transpiration est communément interceptée. Toute fièvre de cause interne, dit Boerhaave, débute par le refroidissement, le tremblement et les frissons, à quoi il faut ajouter, avec Stahl, le reflux des humeurs de la circonférence au centre, effet de la constriction des tégumens et des muscles.

. Il y a peu de praticiens qui n'aient quelquefois observé la pneumatose dans le premier période des fièvres, et sans qu'il puisse y avoir le moindre soupçon du dégagement de l'air par la putréfaction. Cet accident est plus commun chez les enfans, dont le sang moins consistant et la fibre plus molle opposent moins d'obstacles à la formation du fluide aëriforme.

C'est sans doute au gaz animal, tendant à s'échapper qu'il faut attribuer l'*orgasme*, c'est-à-dire, selon la définition de Gorræus, l'état des humeurs qui, cherchant une issue, se meuvent impétueusement et irrégulièrement, et que Fr. Hoffmann conçoit comme un mouvement intestin expansif, qui ne peut appartenir par conséquent qu'à un fluide élastique. L'orgasme se manifeste par l'agitation, les tressaillemens, les soubresauts, les tiraillemens, les douleurs fugitives, etc. symptômes que nous avons vus souvent produits par les mouvemens de l'air animal.

Il est essentiel de remarquer que l'orgasme peut avoir lieu dans les vaisseaux ou hors des vaisseaux, distinction importante sur laquelle les médecins grecs n'avaient pas assez insisté, et qui a été fort bien développée par ceux du seizième siècle, Duret, Houlier, Baillou, Fernel, Sennert et particulièrement par Zacutus.

Suivons les fièvres dans leurs tems, et partout

14 *

nous verrons des signes de l'action du fluide aëriformé
une sorte d'orgasme, analogue au précédent, se manifeste
à chaque redoublement des fièvres exacerbantes, et
cette action de l'air est prouvée par les cardialgies
flatueuses (1), par les déjections mousseuses (2),
par les urines très-chargées d'écume (3), etc. Ceci
deviendra plus sensible dans l'article des fièvres
rémittentes.

Les symptômes avant-coureurs de la crise, décrits
par Lommius avec un laconisme expressif, sous le
nom de *perturbation critique*, ont encore beaucoup
d'analogie avec ceux de l'orgasme : ils m'ont offert
mille fois ces soubresauts, ces palpitations sous les
tégumens, ces courans impétueux, ces sensations de
vents sous-cutanés, si souvent mentionnés dans cet
ouvrage, et presque toujours suivis du gonflement
de l'abdomen et de l'émission des flatuosités.

Il existe beaucoup d'observations sur des emphysèmes
partiels survenus dans le cours des fièvres, indépendans
de la putréfaction, et dissipés spontanément. Voyez
entr'autres ce que dit à ce sujet M. Dusseaux à propos
de la tympanite abdominale, suite de la rétention des
menstrues, dont j'ai parlé.

Enfin la plupart des phénomènes fébriles présentent
à l'observateur des signes peu équivoques de l'existence
du gaz animal. Lorsque, par la rencontre de quelques
cas extrêmes où la présence de ce fluide s'est évi-

---

(1) Fr. Hoffmann, *De febre quotidianâ et alibi pessim.*
(2) *Dejectiones in spumosas sincerasque desinentes exacerbant.*
Hippocr. *Proirhet. lib.* 1. nº. 50. Voyez aussi nº. 53 , 90 , 93.
(3) *Urina emissa paroxysmo finito, tota quasi saponacea*
spumescens. Van Swieten, comment. §. 751.

demment manifestée, on a pu saisir le bout de la
chaîne, et se convaincre que ce gaz n'existe pas
moins dans les autres cas qui en forment les divers
anneaux, quoique d'une manière moins sensible; qu'on
lise alors avec réflexion les *Prorrhétiques* et les
Prénotions de Cos, dans la supposition, légitimée
par des faits antérieurs, qu'un fluide aériforme, tendant
à s'échapper et ne trouvant pas une issue libre ou
suffisante, fait irruption sur diverses parties, j'ose
avancer qu'un grand nombre de dogmes relatifs aux
frissons, aux convulsions, aux hémorragies, à l'assoupissement, à la difficulté de respirer, au météorisme,
aux différentes évacuations, n'auront rien que d'in-
telligible. Je ne sais si je me fais illusion, mais il
me semble que la doctrine du gaz animal répand
un assez grand jour sur ces livres si souvent obscurs,
et nous fait du moins entrevoir la raison des sentences
les plus inaccessibles aux théories reçues.

Si, après avoir considéré les fièvres en général,
nous en parcourons les différens ordres, nous y
trouverons de nouvelles preuves.

§. I. *Fièvres catarrhales.*

La constitution catarrheuse ayant dominé presqu'exclusivement à Marseille pendant les cinq années qui
viennent de s'écouler, ces fièvres m'ont souvent offert
des phénomènes analogues à ceux de la grande
épidémie de 1775 : 1°. soubresauts, tremoussemens,
palpitations sous la peau, etc. attribués par les malades
à des vents. 2°. Gonflemens élastiques en divers
points de l'habitude du corps. 3°. Extrême abondance
de flatuosités dans les premières voies. 4°. Difficulté

de respirer, palpitation de cœur et intermittence du pouls, que l'émission des vents fesait cesser promptement, et qui étaient bien moins redoutables qu'on n'aurait pu croire. 5°. Délire plus ou moins prononcé avec des signes favorables et presque sans fièvre, qui annonçait la fin prochaine de la maladie, et qui avait une connexion marquée avec les flatuosités, renforçant ou se calmant selon que les vents sortaient avec plus ou moins de difficulté. 6°. Concours de la saburre bilieuse ou muqueuse dans certains cas; état naturel des premières voies dans un nombre d'autres au moins égal. Dans ceux-ci on reconnaissait ce caractère *subtil et spiritueux* dont parle Sydenham relativement à la dyssenterie.

§. II. *Fièvres inflammatoires.*

Je comprends sous ce titre, à l'exemple de Selle, non seulement les fièvres essentielles caractérisées par la véhémence et la dureté du pouls, mais encore celles qui sont le symptôme d'une inflammation locale, ou peutêtre dont cette inflammation est le symptôme, quoique dans une nosographie méthodique il soit plus exact d'en faire deux ordres distincts.

La densité du sang et l'énergie de la fibre doivent rendre assez rare, dans les fièvres, le dégagement total du fluide aëriforme; mais la seule tendance à l'évolution donne lieu à des phénomènes que lui seul semble pouvoir produire; tels sont : 1°. les signes d'une grande raréfaction du sang, lequel, lorsqu'il a été tiré de la veine, et que l'exhalation d'un fluide expansif l'a, pour ainsi dire, réduit à l'état de cadavre, comme s'expriment Rosa et Moscati, n'est susceptible, selon les expériences de Sauvages, que d'une dilatation presqu'insensible par la chaleur de l'eau bouillante, presque triple de celle de la fièvre la plus chaude; 2°. la quantité d'écume, souvent très-considérable, qui s'élève du sang tiré de la veine. J'observe à cet égard que, lorsque le sang est coeneux, ce qui arrive presque toujours dans ces fièvres, la saburre coeneuse, à mesure qu'elle s'éloigne du centre, dégénère peu à peu en écume qu'on voit clairement lui être continue. Les expériences prouvent d'ailleurs que la coene contient beaucoup d'air (4).

Au reste, les fièvres inflammatoires deviennent souvent *gastriques*, surtout si elles se prolongent au delà du premier septenaire; c'est-à-dire, qu'il s'y manifeste plutôt ou plus tard des signes de saburrre qui n'avaient point paru les premiers jours. La supposition de quelques modernes que cette saburre était préexistante à la maladie, est purement gratuite. Les anciens avaient fort bien connu qu'elle est l'effet et non la cause du mal, et qu'on doit l'attribuer au mouvement inverse des humeurs de la circonférence au centre, aux secrétions abdominales augmentées et aux épanchemens dans le canal des premières voies pendant le cours de la maladie. On peut reconnaître à divers signes le passage simultané d'un fluide aëriforme dans le tube alimentaire : borborygmes, gonflemens répétés de l'abdomen, émission de flatuosités, suivis d'un soulagement bien sensible. Dans la péripneumonie, par exemple, j'ai souvent vérifié cette assertion de Baglivi : *si, morbo declinante, abdomen à flatibus*

_____

(4) Voy. Senac, traité du cœur.

nunc intumescat , nunc detumescat, bonum ; sanantur
enim ut plurimùm (5).

§. III. *Fièvres gastriques , bilieuses , muqueuses,*
rémittentes , intermittentes, etc.

On a donné, dans ces derniers tems, le nom de
gastriques à toutes ces fièvres, parce qu'on a cru
que le foyer en était dans l'estomac et les intestins,
et je conviendrai que cette théorie peut, dans quelques
cas rares, être fondée jusqu'à un certain point. Mais
lorsqu'une personne , jouissant aujourd'hui d'une bonne
santé, ayant bon appetit et digérant bien, tombera
demain dans une fièvre grave, avec nausées, vomissemens, bouche amère, langue blanche ou jaune,
etc. je penserai, avec presque tous les médecins des
siécles passés, que la saburre , dont je vois les signes,
est le produit et non la cause de la maladie; que
l'orgasme, au lieu de se passer dans les vaisseaux
sanguins, comme dans les fièvres inflammatoires,
se fait hors des vaisseaux; que le mouvement prétendu des humeurs des premières voies dans le sang,
a une direction précisément contraire; et que le tube
alimentaire en est le receptacle et l'aboutissant, bien
loin d'en être la source, conformément à ce passage
remarquable d'Hippocrate : *post frigus febris convolvitur,*
circa ventrem tum superiorem, tum inferiorem maximè
affligens: ibi enim maximè est ampla capacitas (6).

---

(5) *Prax.* pag. 37.

(6) *De morbis, lib. IV.* Foes. pag. 511. M. Gardeil, dans
sa traduction d'ailleurs fidele d'Hippocrate , croit que l'expression
de ventre supérieur *peri .ten koilien kai .ten ano kai ten kato*

Une observation de Stoll lui-même, qui fait jouer un si grand rôle au passage de la bile dans le sang, où elle va, selon lui, produire au moins vingt sortes de maladies, vient à l'appui de la remarque précé- dente. Il arrive quelquefois, dit ce coryphée des médecins humoristes, qu'il survient des évacuations énormes par haut ou par bas, dans les fièvres gastriques, de matières bilieuses ou muqueuses, dont il est impossible que la totalité eût été contenue dans le tube alimentaire antérieurement à la fièvre : et il est obligé de reconnaître que, dans ces cir- constances, le torrent des humeurs se porte au contraire de tout le corps dans les premières voies, ou naturellement, ou par l'effet des remèdes. Mais quoi ! ce mouvement inverse n'aurait-il donc lieu que dans ce cas unique d'évacuations excessives ? N'est-ce pas encore ici une occasion de répéter que les cas extrêmes nous mettent sur la voie de tous les autres ?

Une conséquence pratique bien importante résulte de ces observations ; c'est que l'administration des vomitifs et des purgatifs doit être soumise à des règles fort différentes de celles qu'ont établies les médecins qui font tout dépendre de la saburre

---

signifie la tête et l'abdomen, fondé apparemment sur ce que les anciens appelaient *ventre*, ce que nous nommions cavité, et donnaient, pour la même raison, au thorax le nom de *ventre moyen*. Mais les mots suivans *ibi enim maxime est ampla capacitas* ne permettent pas d'adopter cette version ; car Hippocrate n'a pu attribuer une grande capacité à un espace entièrement rempli par la masse cérébrale. Il est évident que cette expression doit être rendue ici par celle de partie su- périeure du ventre, c'est-à-dire, l'estomac.

15

gastrique, et prétendent qu'il faut la combattre et l'expulser sans relâche; mais que vouloir bânnir tout-à-fait ces remédes, dans les fièvres dont il s'agit, est un autre excès non moins blamable. Je pense qu'en se rapprochant de la doctrine des anciens, on trouverait entre les deux pratiques opposées, ce juste milieu où se rencontre pour l'ordinaire la vérité. Je crois encore qu'un peu d'attention aux mouvemens de l'air animal, et aux signes de son abord dans le tube alimentaire, peut nous éclairer beaucoup sur le tems et les autres circonstances d'où dépend le succès des purgatifs.

Les fièvres rémittentes m'ont offert des preuves de l'évolution de cet air, plus décisives que les autres fièvres. On en jugera par les faits suivans.

Observation XXVI.

Latour, tisserand, âgé de 55 ans, robuste, fut atteint, au mois d'août 1782, d'une fièvre rémittente tierce, dont les redoublemens s'annonçaient toujours par une sorte d'explosion interne, suivie immédiatement d'une distension douloureuse de toute l'habitude du corps et d'une enflure élastique générale des tégumens, avec gonflement flatueux de l'épigastre. La sueur fesait disparaître ces accidens et terminait le paroxysme, accompagnée d'une grande émission de flatuosités, et suivie de déjections très-mousseuses, quoique fort peu fétides. Les symptômes flatueux allèrent en augmentant jusqu'au quatrième redoublement, diminuèrent au cinquième, et ne se montrèrent plus au sixième ni au septième. Après celui-ci la fièvre dégénéra en intermittente.

Voici un cas semblable , que je n'ai point vu , mais sur lequel j'ai été exactement informé , par feu M. Reynaud , mon beau-père , ancien receveur des fermes à Martigues, homme doué des plus excellentes qualités de l'esprit et du cœur, et distingué par de profondes connaissances littéraires et physiques. Le fils de Pascal Terras, son métayer, âgé de sept ans, ayant été, pendant plusieurs heures, exposé au vent, le premier jour d'une fièvre rémittente double tierce, en septembre 1786, il lui survint, le même jour, un gonflement élastique de tous les tégumens , une vraie pneumatose générale qui finit avec la sueur ; mais qui se renouvella au commencement de tous les redoublemens suivans, plus prononcée dans les paroxysmes plus forts des jours impairs, et qui pareillement augmentant jusqu'au septième jour, diminua ensuite et ne parut plus le treizième , qui fut le dernier de la maladie. .

De pareils phénomènes ont été vus par d'autres médecins. Chirac, entr'autres (7), avait observé à Rochefort des fièvres subintrantes, qui commençaient avec un mal tête effroyable, une démangeaison insupportable, et *une enflure générale flatueuse* qu'une légère moiteur emportait.

Si on m'objectait encore la rareté des pneumatoses fébriles , je répondrais de rechef que l'action du gaz animal, une fois prouvée par ce signe décisif, se manifeste ensuite dans un grand nombre d'autres cas, par des signes analogues, quoique d'un moindre poids, comme dans les deux suivans.

---

(7) Voy. son traité des fièvres malignes.

15 *

Observation XXVII.

La fille cadette de Joseph André, maçon, âgée de
vingt ans, bien constituée, eut, au mois d'août 1781,
une fièvre tierce continue, dont chaque redoublement
débutait par un léger frisson, bientôt suivi d'une
chaleur intense, avec distension douloureuse de l'habitude du corps et principalement des seins, qui se
gonflaient tout-à-coup, augmentaient du double, et
ressemblaient à une vessie fortement soufflée. Vers
la fin du paroxysme, qu'une modique sueur terminait,
la malade disait que des vents se portaient de toutes
parts vers le bas ventre, qui enflait à plusieurs reprises,
et s'affaissait alternativement par l'émission des flatuosités. Le redoublement était toujours suivi d'une ou
deux déjections très-mousseuses sans fétidité sensible.
Après le cinquième, la fièvre se changea en intermittente.

Observation XXVIII.

Mademoiselle Rosalie Vidal, ma parente, âgée de
18 ans, fut attaquée, en septembre 1782, de la
même fièvre, avec des symptômes semblables, à cela
près que le gonflement de l'abdomen se joignait, dès
l'invasion du paroxysme, à la distension douloureuse
des tégumens et au boursouflement flatueux des seins.
Ce qui m'étonna beaucoup, c'est que le septième
redoublement, qui termina complètement la maladie,
fut suivi d'une immense émission de vents, sans
déjections.

On sait que les fièvres rémittentes, comme les
intermittentes, sont endémiques dans les pays maré-

cageux : je crois en avoir traité plus de dix mille, autour de l'étang de Berre, dans l'espace de vingt-quatre ans. Une longue suite d'observations m'a fait connaître 1°. que l'arrêt de la transpiration est toujours la cause occasionnelle de ces fièvres; tant qu'elle n'est pas troublée, on peut respirer impunément l'air infecté par les miasmes qui s'élévent des marais; mais dès qu'elle se dérange, la fièvre survient.

2°. Que Fernel est fondé à prétendre que le mouvement des humeurs se fait *de la circonférence au centre;* car c'est surtout dans ces fièvres qu'ont lieu ces évacuations excessives dont Stoll a parlé, et qui démentent si bien son système. On observe en outre qu'il n'existe souvent aucun signe de saburre avant la maladie, très-peu les premiers jours, et que malgré l'emploi des vomitifs et des purgatifs, elle devient plus abondante après deux ou trois paroxysmes ou accès; ce qui n'est pourtant pas une raison d'exclure ces remèdes du traitement, et d'en venir d'emblée au kina, à moins qu'elle n'ait le caractère de pernicieuse ; car alors il faut se hâter. Dans tout autre cas, les maux causés par le fébrifuge donné prématurément et sans évacuations précédentes, sont si bien constatés par les observations les plus communes et les plus multipliées, qu'il est bien étonnant qu'on les ait méconnus dans ces derniers tems.

3°. Qu'on peut distinguer, dans ces fièvres, **deux** variétés bien remarquables; l'une où la cause humorale joue un grand rôle, et où la maladie est éminemment bilieuse; l'autre où la fièvre est d'un caractère *subtil et spiritueux,* pour me servir encore de l'expression de Sydenham. J'ai souvent observé que, dans le premier cas, si la fièvre est ou devient pernicieuse , le kina échoue fréquemment, si un vomitif au moins n'en a pas précédé l'emploi ; mais qu'il fait toujours des merveilles dans le second.

4°. Que les intermittentes vraies sont très-rarement pernicieuses, et que la plupart de celles réputées telles sont de véritables rémittentes, comme l'a fort bien jugé M. Baumes.

L'expansion de l'air animal et sa tendance particulière vers le canal des premières voies, peuvent être apperçues dans les fièvres intermittentes, comme dans les rémittentes. Leur invasion subite après le dérangement de la transpiration, leur rapport avec les maladies nerveuses, l'ensemble de leurs phénomènes réguliers, leurs anomalies, l'influence qu'ont sur elles les qualités sensibles de l'air et les saisons, les récidives, presque toujours occasionnées par le froid ou l'humidité, tout prouve que Werlhoof a eu raison de regarder *l'air interne comme le moteur du levain fébrile.* Si on exige encore la preuve des tumeurs flatueuses, j'indiquerai l'observation de Mann, sur un emphysème *à febre suppressá* (8), et celle de Sauvages, sur un emphysème encore, à la face, à la poitrine, aux mains et aux jambes, suite d'une fièvre quarte. Cet emphysème fut guéri par l'électricité.

§. IV. *Fièvres putrides, malignes, etc.*

Stoll se plaint de ce qu'on attache au terme de *fièvre putride* des idées trop vagues, et de ce qu'il

---

(8) Cité par Haller, Elém. physiol. tom. i. pag. 13.

signifie, dans l'esprit d'un médecin, toute autre chose que dans celui d'un autre. Quelques-uns voient la pourriture ou la putridité partout; ils donnent même ce nom à la saburre des premières voies, et il suffit qu'il y en ait le moindre indice pour qualifier aussitôt la maladie de putride, ou compliquée de putridité. Ainsi il y a selon eux tous les jours, des fièvres catarrhales putrides, des fièvres, même inflammatoires putrides, des esquinancies, des fluxions de poitrine, des rhumatismes, des hémorragies etc. putrides. Cette absurde théorie n'a, je crois, plus guère de sectateurs aujourd'hui; mais il règne en médecine deux opinions contradictoires à cet égard. Les uns admettent dans les fièvres putrides, une vraie putréfaction du sang, ou du moins une tendance à la putréfaction; d'autres, comme MM. Pinel, Vacca Berlinghieri etc. soutiennent que cet état du sang est incompatible avec la vie. Il ne m'appartient pas de prononcer entr'eux; et je ne dois ici traiter de ces fièvres, ainsi que des malignes, nerveuses, appelées *ataxiques* par M. Pinel, que relativement à l'existence et aux effets de l'air animal.

Selon Haller, le principal phénomène de la pourriture, même peu avancée, est le dégagement de l'*air fixe*. Pringle a reconnu que le sang et les autres humeurs commencent, dans les expériences, à fournir de l'air avant d'être aussi corrompus qu'ils le sont dans quelques maladies putrides. M. de Boissieu attribue divers symptômes des fièvres dites putrides, à l'air dégagé dans les vaisseaux sanguins. Quoiqu'il ne s'agisse pas dans cet écrit de l'évolution de l'air ou de la formation d'un gaz par la fermentation putride, je pense que, dans la supposition même où cette cause

existerait; il serait toujours intéressant d'apprendre
quelle direction l'air, ainsi dégagé ou formé, affecte
pour l'ordinaire, par quel égout il tend principalement à s'échapper. Mais on a vu dans le cours de
cet ouvrage, que la formation du fluide aëriforme a
très-souvent lieu indépendamment de la putréfaction;
d'où il suit qu'on n'est pas obligé de recourir à cette
cause pour en rendre raison, et que ce phénomène
n'est pas concluant en faveur de l'opinion qui suppose
la pourriture dans les fièvres putrides ou adynamiques.

Au reste, ce qui m'a fait douter depuis fort longtems
de la putréfaction du sang dans ces sortes de fièvres,
c'est que dans celles qui sont réputées éminemment
putrides ou malignes, et dans la peste même, le corps
des malades n'exhale communément qu'une odeur fade
et douceâtre, fort différente de celle des substances
corrompues.

Je suis d'ailleurs éloigné de penser que la cause
fébrile n'agisse que sur les parties solides du corps,
et qu'elle n'ait aucune action directe sur les fluides.
Les phénomènes du gaz animal dans beaucoup de
fièvres m'ont fait soupçonner l'existence d'une sorte
de mouvement fermentatif, très-différent sans doute
de celui qui constitue les fermentations spiritueuses,
acéteuse, putride, panaire, etc. et ne peut être bien
déterminé que par une longue suite d'observations
exactes. Le cours réglé et la durée fixe des divers
ordres de fièvres favorisent singulièrement cette idée;
les fermentations connues suivent cette marche; et
si l'on m'objecte que celle des fièvres est sujète à
de grandes variations; j'observerai que les fermentations
en éprouvent aussi de fort considérables, à raison de
l'état de l'athmosphère, ainsi que des dérangemens,

interruptions et autres désordres qu'elles peuvent éprouver, etc.

C'est surtout dans les fièvres putrides, malignes, nerveuses, etc. qu'on peut observer les phénomènes exposés dans les prorrhétiques et les prénotions de cos, où j'ai dit qu'on trouve des signes nombreux de l'action du gaz animal.

§. V. *Fièvres éruptives.*

Elles présentent beaucoup de faits favorables à la doctrine du gaz animal. Le gonflement élastique de la peau, qui survient tout-à-coup et non par gradation, vers le septième jour de la petite vérole, ne peut guère être produit que par l'expansion d'un fluide aëriforme. D'ailleurs Fabrici de Hilden (9) a observé plusieurs fois l'emphysème pendant et après cette maladie. Klein rapporte des faits semblables (10).

On sait que la rougeolle est assez souvent suivie d'une enflure flatueuse, d'une vraie pneumatose générale; et cette suite est encore plus fréquente après la scarlatine, comme je l'ai dit ailleurs.

Dans les fièvres érésypelateuses, on voit souvent les phyctènes qui s'élèvent sur la partie affectée, ne contenir qu'un fluide aëriforme : *tumores elasticos,* dit Lorry, *subitò erumpentes, desinentes statim, suppurantes nunquàm.*

La miliaire, à raison de son caractère impétueux et des symptômes flatueux continuels qu'on y observe,

----

(9) Observ. 70.
(10) *Interp. clinic. pag.* 74.

m'avait fait soupçonner l'action d'un fluide aëriforme.
Les deux faits suivans ont depuis vérifié cette conjecture.

Observation XXIX.

Mademoiselle Bosonier, aujourd'hui madame Rey-
baud, alors âgée de 16 ans, ayant beaucoup dansé
dans la salle du concert le 6 janvier 1791, sortit
très-échauffée et suant, à dix heures du soir, et fut
quelque tems exposée à un vent froid et humide.
Le lendemain, peu après son lever, elle se plaignait
de douleurs lancinantes, instantanées, mais répétées
à chaque minute, dans la cuisse droite. Appelé le
même jour, je trouvai le pouls fréquent et plein;
je fis coucher la malade; une sueur abondante s'établit bientôt, et les urines ne laissèrent pas de couler
en grande quantité; ce qui n'arrive pas pour l'ordinaire,
l'une des deux excrétions n'augmentant que l'autre ne
diminue, et ce qui m'a toujours annoncé la miliaire.
Je croyais être le premier à faire cette observation,
mais je l'ai vue depuis dans l'ouvrage de M. Gastellier;
ce qui prouve que je ne suis point heureux en
découvertes; car elles ne sont, chez moi, que la
répétition de celles d'autrui. La douleur de la cuisse
cessa bientôt; il en survint de légères sur le dos
des mains et des pieds, avec une enflure élastique
très-marquée, sans aucun changement dans la couleur
de la peau. Le second jour, la fièvre était modérée;
la sueur continuait; il n'y avait aucun symptôme
grave; la diète et une ptisane légèrement diaphorétique
furent les seuls moyens que j'employai. Le troisième
jour, l'enflure élastique des mains et des pieds s'étendait
jusqu'au milieu des avant-bras et des jambes, avec

un frétillement assez sensible. Les menstrues parurent
régulièrement ce jour-là. Le quatrième, il se fit une
abondante éruption de petits boutons, qui devinrent
ensuite des vésicules pleines d'une sérosité limpide,
avec un cercle rouge à la base. La sueur et une
fièvre légère continuèrent pendant les trois jours suivans.
Le septième, la desquammation commença et fut terminée du dixième au onzième. C'est seulement vers
le huitième que j'apperçus, pour la première fois,
des signes de la saburre gastrique. Un minoratif,
donné le douzième, procura des déjections chargées
d'une énorme quantité d'écume. Les enflures flatueuses
des extrêmités, diminuées depuis quelques jours,
disparurent alors tout-à-fait.

Observation X X X.

La femme de Petit, marin, rue Caisserie, âgée
de 24 ans, assez robuste, ayant accouché heureusement, le 5 thermidor an 9, eut l'imprudence,
le lendemain, de se mettre à la fenêtre de sa chambre,
et d'y demeurer plus de demie-heure, exposée à un
vent de nord-ouest assez frais. La nuit suivante les
lochies se supprimèrent, avec fièvre vive, grande
difficulté de respirer et tension douloureuse de l'abdomen. Le soir du jour suivant, il survint de violens
mouvemens convulsifs aux extrêmités, et c'est dans
cet état que je la trouvai, en la visitant pour la
première fois. La suffocation était extrême, et le pouls
plein et fréquent. J'allais prescrire la saignée, mais
je voulus auparavant tenter les potions huileuses et
les fomentations. Les lochies furent promptement
rétablies, et les nouveaux accidens calmés. Le troisième

16 *

jour, la respiration était encore un peu gênée, mais
la fièvre beaucoup moindre, et le pouls souple. La
malade suait abondamment, et rendit en même tems
beaucoup d'urine. Le quatrième, les deux extrêmités
supérieures enflèrent considérablement, depuis la
tête de l'humérus jusqu'au carpe; cette enflure était
élastique, couleur de la peau, sans douleur, et ne
cédait à la pression que pour se rétablir dès que je
cessais de comprimer. Des borborygmes continuels
et très-bruyans se fesaient entendre; j'annonçai des
évacuations alvines prochaines, avec émission d'une
grande quantité de vents, qui probablement feraient
disparaître l'enflure des bras. Les choses se passèrent
exactement ainsi dans la soirée et la nuit suivante.
Le cinquième et le sixième jours, malgré ces évacuations, la sueur se maintint. Le septième une
éruption miliaire blanche générale termina complètement la maladie.

Ici finit l'énumération des maladies où le gaz animal
donne des signes de son existence. On y voit presque
toutes celles qui affligent l'humanité; car, selon le
calcul de Sydenham, auquel je pense qu'il y a peu
à changer, les fièvres seules font les deux tiers des
affections morbifiques, et les vapeurs, la moitié de
l'autre tiers. Voilà donc l'action du gaz animal prouvée
dans les cinq sixièmes des maladies. Il est de plus
très-probable que les hémorragies, les difficultés de
respirer, les rhumatismes, la goutte, la néphrétique,
les coliques, les cours de ventre et les hydropisies
composent ensemble un nombre peu inférieur à celui
des affections vaporeuses. Ainsi toute l'histoire des
maladies, à une petite exception près, offre des
preuves de l'existence du fluide aëriforme. Je suis

même persuadé que des observations ultérieures res·
treindront encore cette exception, en prouvant l'action
de ce fluide dans des maladies dont je n'ai point
parlé. Je crois, par exemple, qu'elle se manifesterait
assez bien dans le scorbut. Pringle a reconnu que
l'air animal se dégage tout-à-fait dans les vaisseaux
sanguins des personnes que cette maladie a réduites
à l'extrémité, ce qu'il attribue à la putréfaction du
sang, qui, selon lui, constitue la diathèse scorbutique.
L'évolution de l'air produite par cette cause est à
peu près étrangère à mon sujet; mais on peut apper-
cevoir des signes de l'action d'un fluide expansif à
une époque où la diathèse putride est supposée gratuitement, et dès le début de la maladie : tels sont
les symptômes suivans, mentionnés par Boerhaave,
dolores vagi per omnes internas et externasque partes,
mira producentes tormina, pleutitica, stomachica, iliaca.
Tout prouve d'ailleurs que la transpiration est habituellement dérangée dans le scorbut; car il est la
maladie endémique des pays humides et froids, et
de toutes les causes qui peuvent le produire, l'humidité
est sans comparaison la plus puissante (11); il attaque surtout ceux qui ne font point d'exercice (12);
la tristesse suffit pour le déterminer, et l'aggrave
constamment (13); il est souvent une suite de la
fièvre catarrhale (14); et, ce qu'on ne saurait dire

---

(11) De Haen, *Rat. med. part. VIII. cap. IV.*

(12) *Imprimis sævit in otiosos* Boerhaave, *aphor.* §. 1150.

(13) Voy. le voyage de l'amiral Anson autour du monde,
et le traité du scorbut de Lind.

(14) Rouppe, *de morbis navigantium.*

d'aucune maladie putride, on le guérit plus aisément en été qu'en hiver (15), et les bains russes y sont un excellent remède (16).

Divers symptômes de la vérole, des scrophules et du cancer indiquent aussi l'expansion d'un fluide aëriforme, On peut la présumer dans les maladies laiteuses, l'énorme quantité d'écume que charrie le lait, même très-récemment tiré. Mon ami Aulagnier a vu la rentrée subite d'un lait de six mois chez une nourrice robuste, par l'effet d'un grand chagrin imprévu, suivie immédiatement de l'emphysème des deux jambes.

La clinique externe offre aussi divers exemples de tumeurs flatueuses. Les plaies non pénétrantes du thorax donnent quelquefois lieu à cet accident; la luxation de l'humérus a occasionné un emphysème, observé par Dessault et mentionné par Bichat.

Il n'y a pas jusqu'aux maux de dents qui ne fournissent des preuves et des exemples de l'action de l'air animal. Craton, cité par les médecins de Breslau, attribue l'odontalgie à de l'air qui fait irruption sur les dents. Ces auteurs judicieux sont loin d'admettre cette opinion généralement, et je suis bien de leur avis; mais voici un fait singulier qui ne me permet pas de la rejeter absolument.

Observation XXXI.

L'épouse de Peyroncelli, aubergiste, domicilié à Martigues, vint, il y a près de trois ans, à Marseille

----

(15) Huxham, *de aere et morb. epidem.* Tom. II.
(16) Voyage de l'abbé Chappe, en Sibérie.

pour me consulter, accompagnée de son mari. Cette
femme, âgée d'environ 25 ans, grele, délicate, très-
sensible, imparfaitement réglée, était tourmentée,
depuis un an, de violens maux de nerfs, dont les
symptômes les plus ordinaires étaient le *globe hystérique*
et le gonflement spasmodique du cou. Elle souffrait
aussi de cruelles douleurs de dents, et en avait
perdu plusieurs qui, sans la moindre marque de
carie, étaient tombées par petits fragmens. Elle m'assura
que, du trou de la seconde molaire inférieure gauche,
dont la couronne et une partie du collet avaient
péri de cette manière, il s'élevait souvent, et quelquefois
tous les quarts d'heures, un *vent* accompagné de
sifflement, qu'on pouvait entendre de quelques pas,
ce qui me fut confirmé par le mari. Curieux d'être
témoin du phénomène, je retins cette femme quelques
momens après la consultation; elle m'avertit bientôt
du retour du sifflement, que j'entendis très-distincte-
ment moi-même, et en approchant mes doigts du
creux de la dent, je sentis un courant d'air qui
dura sept à huit secondes.

Éclaircissemens.

J'ose penser que les observations exposées dans
cet ouvrage, mettent hors de toute contestation l'existence du gaz animal, ou, si l'on veut, de l'*esprit
flatueux* de Galien, dans les maladies, ainsi que
son reflux au dedans, son action sur le sang et les
humeurs et sa tendance particulière vers le tube
alimentaire. Si on les considère séparément, je veux
croire qu'elles ne paraîtront pas toutes décisives, et
que plusieurs même pourront sembler équivoques.

Mais en les rapprochant et les comparant, on voit
naître de tous ces rayons un foyer de lumière suf-
fisant pour produire l'évidence, et peu de vérités
médicales reposent sur un tel ensemble de preuves.
Ce n'est donc point ici une simple hypothèse; c'est
le résultat d'une multitude de faits qui se manifestent
dans tous les dérangemens de la santé, plus ou
moins sensiblement, depuis la pneumatose ou l'emphysème, jusqu'à ces trémoussemens sous la peau
que les malades attribuent à des vents; ce sont des
faits de tous les jours, et nous pouvons dire avec
Galien : *quotidiè refrigerata corpora spiritu flatulento
repleri cernuntur.*

Objecterait-on que si le fluide aëriforme agissait
réellement dans la plupart des maladies, on devrait
très-souvent en trouver des amas, soit dans le vivant,
soit dans les cadavres ?

Je répondrai : 1°. l'air animal, après avoir reflué
au dedans, et y avoir même formé une sorte d'emphysème, peut être entraîné ou dissous par des fluides
aqueux, et notamment par la vapeur qu'exhale la
toile cellulaire, comme dans les emphysèmes externes,
qui quelquefois se dissipent aussi spontanément. Les
expériences citées de M. Fouquet, prouvent que l'air
commun même, injecté sous les tégumens, et disséminé dans toutes les parties, est enfin absorbé, et
disparaît entièrement.

2°. Le gaz animal refoulé, tendant principalement
à s'échapper par le tube alimentaire, on sent qu'il
doit fort souvent y refluer des autres parties où il
a d'abord fait irruption. Il est alors aisé de le confondre
avec l'air fourni par les alimens, et c'est là sans
doute ce qui a retardé si longtems la découverte que
j'annonce.

3º. Ce gaz entraînant ordinairement avec lui diverses humeurs, on ne doit point être surpris de ne pas le trouver fréquemment tout-à-fait libre; mais, malgré ce mélange, on peut encore le reconnaître à la grande quantité d'écume. Bonnet, Morgagni, Lieutaud, etc. rapportent une multitude de cas où diverses parties internes ont été trouvées, dans les cadavres, gorgées d'humeurs ou de sang extrêmement mousseux, très-indépendamment de la putréfaction.

4º. Néanmoins, malgré tant d'obstacles qui s'opposent aux amas permanens ou à l'évolution totale du fluide aëriforme, l'histoire anatomique et l'observation clinique en offrent une infinité d'exemples. J'ai déjà fait voir qu'on a trouvé de l'air élastique dans le cœur, dans le péricarde, dans les vaisseaux sanguins, et notamment dans ceux du cerveau, dans les ventricules de ce viscère, dans le plexus choroïde, sous la dure mère, l'arachnoïde et la pie mère, dans le tissu cellulaire du poumon, sous sa tunique externe, dans la cavité du thorax, dans celle du bas ventre, entre les tuniques de l'épiploon, du mésentère et des intestins, dans la matrice, dans la vessie et dans diverses parties du tissu adipeux. J'ai recueilli d'autres faits qui doivent trouver place ici. P. Borel a trouvé de l'air dans le canal de l'épine du dos (1); Pujatti, dans le canal thorachique (2); Morgagni, dans la vésicule du fiel (3); Fanton, sous la tunique externe, sous celle du foie et de la rate (4);

---

(1) *Centur. V. observ.* 18.
(2) *De morbo naroniano.*
(3) Epistol. XXX. art. 4.
(4) *Observ.* 18.

Bonnet, dans les urétères (5); Lieutaud, dans les
reins (6); et ces amas de fluide aëriforme ont souvent
eu lieu dans des circonstances où la putréfaction ne
pouvait y avoir aucune part. De Haen, ayant rencontré
de l'air sous la plevre d'un cadavre frais, par un
tems très-froid, et ne pouvant en attribuer le dégagement à la putréfaction, est réduit à supposer que
c'était *apparemment* de l'air athmosphérique; introduit
sous cette membrane par une ouverture faite *peutêtre*
avec la pointe du scalpel.

Voilà pour ce qui concerne les amas du fluide
gazeux dans les cadavres. Quant à ce phénomène
pendant la vie, outre les exemples multipliés de
pneumatose ou d'emphysème, soit généraux, soit
partiels, que j'ai rapportés, je puis encore en pré-
senter plusieurs d'une collection d'air dans diverses
parties. Avicenne a vu une tumeur venteuse au genou
(7); Sennert, un gonflement de même nature dans
les muscles abdominaux au dessus du pubis (8);
Zacutus rapporte un cas semblable à celui d'Avicenne:
il était présent lorsqu'on fit l'ouverture (9); on
trouve dans Riviere trois observations : deux faites
par lui-même, l'autre communiquée, sur de pareilles
tumeurs à la cuisse, au genou ou à la jambe (10);
Marcellus Donatus a vu une tumeur flatueuse, née
spontanément dans les tégumens du pubis, gênant

(5) *Sepulchret.* tom. II. pag. 1239.
(6) *Sinors. medic. praet.*
(7) *Canon. lib. III. sess.* 4. *tractat.* 2. *cap.* 10.
(8) Tom. III. pag. 620.
(9) *Prax. admirab. lib. III. observ.* 172.
(10) *Centur.*

l'excrétion des urines, puis l'interceptant tout-à-fait, guérie par des topiques discussifs (11); Morgagni a observé une enflure flatueuse sous les tégumens de l'abdomen (12); Haller cite plusieurs observations de divers auteurs sur de l'air renfermé dans les capsules articulaires (13); et Klein, sur un fluide aëriforme sous le périoste et la membrane commune des muscles (14). MM. Segaud, Tollon, Seux et moi, assemblés en consultation, avons trouvé un emphysème de la largeur de la main sur la partie latérale droite du thorax, chez le père de M. Bensa, négociant génois, domicilié à Marseille, vieillard âgé d'environ 76 ans, formé dès les premiers jours d'une maladie aigüe, à laquelle il succomba. Cet emphysème s'était auparavant montré plusieurs fois et sans fièvre. Je pourrais multiplier encore les autorités et les faits; ce que j'ai dit suffit pour prouver qu'il n'y a presqu'aucune partie du corps qui n'ait quelquefois recélé de l'air en masse. L'objection qu'on pourrait me faire me fournit donc une preuve de plus. *C'est un des caractères de la vérité*, dit Fontenelle, *d'être acces-sible par plusieurs voies.*

Les maux dépendans des nerfs, si variés et quel-quefois si bizarres en apparence, la sympathie de l'estomac et des intestins avec d'autres organes, l'air qui se dégage des alimens dans la cavité de ces viscères, donnant lieu à beaucoup de phénomènes

---

(11) *Histor. mirab. lib. I. cap. 6.*
(12) *Epistol. XXXVI. art. 35.*
(13) *Element. physiolog. tom. III. lib. VIII. sect. V.*
(14) *Interpr. clinic. art. variolæ.*

analogues à ceux que produisent la rétention ou le refoulement du gaz animal, en rendaient sans doute la découverte difficile, et j'avoue que j'en dois le renouvellement au pur hazard, qui m'a fait voir des emphysèmes et des pneumatoses causés par le froid, dissipés par l'émission des flatuosités. Tous les élémens de la doctrine que j'expose, étaient connus avant moi, et tout mon mérite ou plutôt mon bonheur, est d'avoir apperçu la liaison de quelques vérités qui semblaient n'avoir entr'elles aucun point de contact.

Que dis-je ? divers médecins modernes avaient fort bien connu l'action de l'air animal dans diverses maladies; Malouin, Werlhoof et d'autres, dans les fièvres; Mery, Littre, Lancisi, Malouin, dans les hémorragies; Ruysch, Regnier de Graaf, Floyer, etc. dans l'asthme; Morgagni, dans l'apoplexie, la syncope, etc.; Fanton et plusieurs autres, dans les coliques; Artbuthnot, dans certaines douleurs et dans d'autres cas; Bouillet, dans le calcul; Rhedi, dans les palpitations de cœur; Sauvages, dans les coups de soleil et dans d'autres circonstances; Pujatti, Pomme et d'autres, dans les vapeurs; Tissot, dans l'érection morbifique; Storck, dans une espèce de phthisie; Macbride, dans la goutte, etc. etc. etc. De sorte qu'en réunissant tous les apperçus de ces médecins, on en formerait un corps de doctrine à peu près semblable à celui que je présente dans cet essai. Mais il est vrai de dire qu'aucun d'eux n'avait connu ni même soupçonné la grande étendue des effets de l'air animal. Les anciens étaient beaucoup plus avancés, et doivent redevenir nos maîtres à cet égard, comme à bien d'autres.

Après nous être ressaisis d'une vérité qui leur était

connue, et qu'on avait laissé perdre, nous pourrons
l'éclaircir beaucoup mieux qu'ils n'avaient fait, à l'aide
de deux moyens, dont l'un leur était peu familier,
et l'autre absolument inconnu, je veux dire l'ouverture des cadavres et les expériences pneumato-chi-
miques.

J'espère que la chimie moderne ne sera point en
défaut pour expliquer les faits pathologiques contenus
dans cet écrit, et je serai flatté de son suffrage.
Mais s'il en était autrement, j'avoue que ma confiance
en serait peu ébranlée. Je pense, avec Vacca Berlinghieri, que lorsque les expériences se trouvent
en contradiction avec l'observation clinique, c'est à
celle-ci qu'il faut s'en tenir.

D'ailleurs nos plus grands chimistes ne sont pas
encore d'accord entr'eux sur les principaux points
de la chimie pneumatique relative au corps humain,
et tous conviennent que la chimie vivante des végé-
taux et des animaux est fort différente de celle des
laboratoires, et qu'elle opère, par des moyens inconnus
jusqu'à ce jour, des décompositions et des combinaisons
que l'art ne saurait imiter. En attendant qu'ils aient
levé le voile qui couvre ces mystères, ne rejetons
pas des faits positifs, quand même ils se refuseraient
à nos explications dans l'état actuel de la science,
et reconnaissons, avec Galien, qu'*un esprit vaporeux*,
c'est-à-dire, une vapeur imprégnée d'une substance
prête à devenir gazeuse, s'exhale par la transpiration
insensible, dans l'état de santé; et que cette vapeur
devient *esprit flatueux*, lorsque retenue et refoulée
au dedans, elle continue d'éprouver l'action de la
vie. Reconnaissons encore qu'un fluide aëriforme peut
aussi être dégagé immédiatement du sang et des
autres humeurs dans diverses maladies.

Cependant un point sur lequel les chimistes s'accordent assez généralement, est le passage du gaz oxigène de l'athmosphère dans le sang à travers le poumon, et la propriété qu'il a d'animer le sang et d'exciter l'irritabilité; cette dernière action de l'air était déjà connue par la fameuse expérience de Hook sur la réintégration du mouvement du cœur après la mort, au moyen de l'injection de l'air, et par celles de Haller, d'où il résulte que l'air est un *stimulus* d'une énergie supérieure à celle du sang même.

Les causes qui produisent les maladies, n'étant que la dégénération de celles qui entretiennent la santé, peut-on être surpris du rôle qu'y joue un fluide aëriforme retenu contre nature? Cette rétention ne cause pourtant pas toujours de grands ravages; outre que la transpiration peut se rétablir promptement, et débarrasser à tems le corps de la substance gazeuse, l'urine est un ventricule très-propre à l'absorber et à l'entraîner au dehors. Les expériences prouvent qu'en santé même, une partie de l'air surabondant s'échappe par cette voie; car l'urine contient non seulement beaucoup d'air, mais un air fort peu adhérent, et qui s'exhale très-vîte (15).

Lors même que l'urine ne peut entraîner tout le gaz retenu, il reste une ressource pour que la maladie soit prévenue, c'est que ce fluide s'évacue par le tube alimentaire avant d'avoir causé des désordres ailleurs; on en est quitte alors pour une colique, une diarrhée

---

(15) Musschembr. *Dissert. de aere* pag. 12. Haller, *Elem. physiol.* tom. VII. pag. 350, etc.

ou un vomissement de peu de durée. Sanctorius a observé que la transpiration est suppléée par un flux d'urine dans les sujets robustes, et par la diarrhée chez les personnes faibles. Cheyne nous apprend que les gens valétudinaires se trouvent bien de vomir de tems en tems, et j'ai eu mille occasions d'observer que la matière de ce vomissement était une pituite mousseuse comme la levure de bierre.

On peut confirmer ce que je viens de dire sur les bons effets d'une sueur ou d'un vomissement promptement excités, par deux observations que Pringle a faites sur lui-même : ce grand médecin, voyant, par les signes précurseurs de la fièvre maligne d'hôpital, qu'il avait contracté cette maladie, se coucha de suite, fit diète, but beaucoup, et fut guéri en vingt-quatre heures par une sueur abondante. Mais une autre fois, se trouvant dans le même cas, et n'ayant pu se coucher assez tôt, ce moyen ne servit de rien, et il fut obligé de recourir à l'émétique, par lequel il obtint le même succès.

Mais le gaz refoulé produira de bien plus mauvais effets. 1°. Si un froid subit succède à une chaleur très-vive, ou à des mouvemens violens, qui en aient dégagé ou formé une quantité considérable. C'est alors, dit Van Swieten, qu'on voit des *cholera* mortels, des hémorragies énormes, des convulsions, des morts subites (16). 2°. Si le sujet a quelqu'organe faible, et dont le tissu trop lâche soit aisément forcé par le gaz retenu. 3°. Si le tube alimentaire se trouve dans un état qui s'oppose à la prompte

---

(16) *Comment.* §. 647.

expulsion du fluide aëriforme, comme s'il est affecté de spasme ou chargé de saburre (17). 4°. Si ce gaz se combine avec quelque miasme venu du dehors, ou fourni par les humeurs déjà dépravées. Toutes ces assertions peuvent être établies par une longue suite de faits, qu'il serait trop long d'exposer ici.

Au reste, j'avertis que je ne regarde pas le gaz animal comme un agent universel, et comme la cause immédiate de la plupart des maladies. Ce n'est point du tout là ma pensée. Je crois que ce fluide existe en effet dans presque toutes; mais, dans un grand nombre de cas, seulement comme cause conjointe ou effet principal, qui véritablement produit des effets secondaires très-remarquables.

Ce n'est point ici un commentaire du livre *de flatibus*, ni un essai pour renouveller la secte des pneumatiques. Mon pneumatisme ne va pas au delà de celui de Galien, qui a écrit contre le pneumatisme. Je ne veux rien d'exclusif; je présente aux médecins une vérité oubliée, qui m'a paru devoir être prise par eux en grande considération; mais je ne prétends l'établir sur les ruines d'aucune autre. Je soutiens seulement qu'on doit la combiner avec toutes celles que l'observation nous a fait connaître ou nous découvrira dans la suite. C'est un *élément* de plus qui doit entrer dans le grand *problême* de l'homme

---

(17) La saburre des premières voies, par l'irritation qu'elle y cause, peut en outre intervertir l'ordre des mouvemens naturels du centre à la circonférence, et déranger la transpiration ou faire que la moindre cause externe la supprime, comme Galien l'observe fort bien.

malade; l'exclure, c'est évidemment s'exposer à n'obtenir
que des solutions erronées.

Il s'agit à présent d'en bien *déterminer la valeur;*
mais que d'observations et d'expériences à faire sur
la nature de la substance, ou plutôt des substances
gazeuses auxquelles on peut donner le nom de gaz
animal! car il y a tout lieu de penser qu'il n'est pas
identique dans tous les organes ni dans toutes les
maladies. Que de longues et laborieuses recherches
à tenter, pour connaître la manière plus ou moins
brusque, lente ou répétée dont il peut se former
ou se dégager, sur les divers degrés et périodes de
son expansion, et sur les différentes directions qu'il
peut prendre lorsqu'il est retenu ou refoulé au dedans!

Ce n'est pas tout : les gaz proprement dits sont
peutêtre les plus grossières des substances qui se
dérobent aux yeux, et occupent probablement le
dernier rang dans l'échelle des matières invisibles
et impalpables. Or, je pense que ce sont précisément
les effluves d'une subtilité supérieure à celle des gaz,
qui produisent certaines maladies. Mais j'observe :
1°. que les fluides gazeux sont le plus souvent le
véhicule et le conducteur de ces miasmes subtils.
Les épidémies sont fréquentes, dit Huxham, lorsque
le dégel succédant à une longue gelée, *omne solum
humescit, imò ferè spumescit* (18). Les médecins
de Breslau observent comme une chose très-remarquable,
que dans toutes les maladies contagieuses, la salive est
chargée de beaucoup d'écume : la rage surtout offre
ce phénomène d'une manière extrêmement marquée.

_____

(18) *De aere et morb. epidem.* tom. **I.** pag. 17. *Edit. venet.*

18

J'observe 2°. que les effluves délétères, dont je parle, ont une action directe et puissante sur l'air animal; on sait que beaucoup de poisons le dégagent très-promptement, et produisent un emphysème universel et subit. Or, la cause matérielle de bien des maladies et particulièrement de celles dont il s'agit ici, ne diffère des poisons que par le degré d'énergie; et il peut être très-important de suivre les mouvemens de cet air ainsi dégagé. J'observe 5°. que la facilité avec laquelle les chimistes modernes travaillent sur les gaz, réputés si longtems incoercibles, peut les conduire à la possibilité de soumettre aussi aux expériences ces corpuscules subtils, et de leur faire subir le joug que leur science semble préparer à toute la nature. Qui eût prévu, il y a quarante ans, les progrès actuels de la chimie pneumatique? Qui oserait fixer le terme où elle doit s'arrêter?

D'après ces considérations, je ne dois regarder cet essai que comme une des premières pierres d'un édifice immense qui ne peut être achevé que par les travaux réunis des médecins observateurs et des chimistes philosophes, durant une longue suite d'années. En attendant, je ne crois pas qu'on puisse contester l'utilité de mon travail. On a pu remarquer, dans le cours de cet écrit, qu'il est propre à répandre du jour sur divers points importans de théorie et de pratique médicale, et particulièrement à terminer les disputes, sans cesse renaissantes, des solidistes et des humoristes, en leur prouvant la nécessité de combiner leurs théories respectives.

Il est généralement reconnu aujourd'hui que les lois qui président aux fonctions des êtres organisés, diffèrent absolument de celles qui régissent la matière brute et inorganique ; et c'est une obligation que nous avons principalement au célèbre Barthès. Cependant il y a bien de l'apparence, comme l'observe l'ingénieux et savant M. Cuvier, que ces deux ordres de lois dérivent de la même source, et tiennent entr'eux par des fils de communication, qu'il serait sans doute téméraire de vouloir deviner, mais qu'on ne doit peutêtre pas désespérer de connaître un jour. La moindre découverte nouvelle à cet égard doit être regardée comme un grand pas dans ce champ mystérieux de la nature. La mécanique, la physique et la chimie ont déjà été appliquées avec succès à divers objets d'économie animale ; me serait-il permis de penser que la connaissance d'un fluide aériforme, qui agit par ressort, et se porte dans les lieux où il trouve le moins de résistance, conformément aux lois de la physique ordinaire, fournira quelques nouveaux points de rapprochement ?

Je n'ajouterai plus qu'une réflexion : la découverte de la circulation du sang avait élevé un mur de séparation entre la médecine ancienne et la médecine moderne. Les recherches de Bordeu et de ses savans disciples sur le tissu cellulaire, les ont rapprochées ; la doctrine du gaz animal achève de les concilier. Si on la trouve bien fondée, les avantages n'en sauraient être douteux, l'utile et le vrai sont inséparables.

F I N.

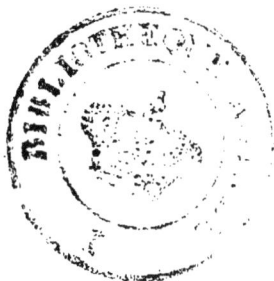

www.ingramcontent.com/pod-product-compliance
Lightning Source LLC
Chambersburg PA
CBHW062002200326
41519CB00017B/4642